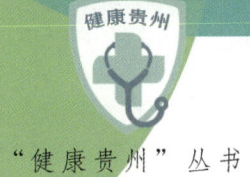

"健康贵州"丛书

泌尿系统健康的那些事

贵州省疾病预防控制中心 编
张雄峰 胡远东 田 杰 主编

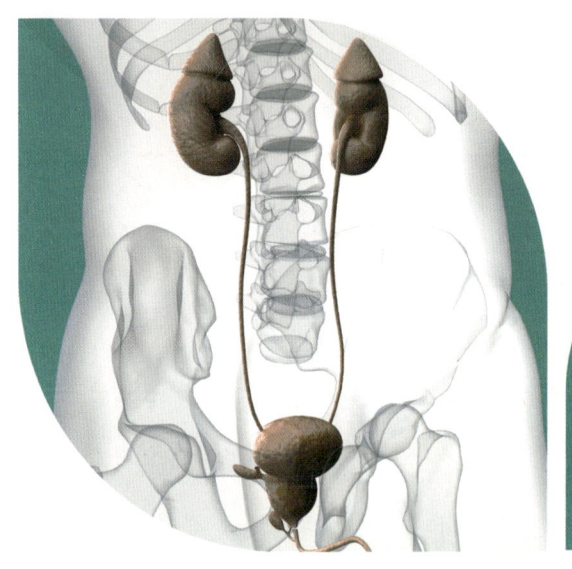

贵州科技出版社
·贵阳·

图书在版编目（CIP）数据

泌尿系统健康的那些事 / 贵州省疾病预防控制中心编；张雄峰，胡远东，田杰主编. -- 贵阳：贵州科技出版社，2024.8

（"健康贵州"丛书 / 胡远东，刘涛主编. 第四辑）

ISBN 978-7-5532-1238-8

Ⅰ.①泌… Ⅱ.①贵… ②张… ③胡… ④田… Ⅲ.①泌尿系统疾病—防治 Ⅳ.①R69

中国国家版本馆CIP数据核字（2023）第140657号

泌尿系统健康的那些事
MINIAO XITONG JIANKANG DE NAXIESHI

出版发行	贵州科技出版社
地　　址	贵阳市观山湖区会展东路SOHO区A座（邮政编码：550081）
网　　址	https://www.gzstph.com
出 版 人	王立红
责任编辑	伍思璇
封面设计	郁　文
版式设计	郁　文
经　　销	全国各地新华书店
印　　刷	贵州新华印务有限责任公司
版　　次	2024年8月第1版
印　　次	2024年8月第1次
字　　数	100千字
印　　张	8.75
开　　本	710 mm×1000 mm 1/16
书　　号	ISBN 978-7-5532-1238-8
定　　价	42.00元

"健康贵州"丛书编委会

主　编：胡远东　刘　涛

编　委：李艳辉　赵否曦　徐莉娜　张人华

　　　　冯　军　刘　浪　伍思璇　杨林谕

《泌尿系统健康的那些事》编辑委员会

主　　编：张雄峰　贵州中医药大学第二附属医院
　　　　　胡远东　贵州省疾病预防控制中心
　　　　　田　杰　贵州中医药大学第一附属医院
副主编：　黄　波　贵州中医药大学第二附属医院
　　　　　李正胜　贵州中医药大学第二附属医院
　　　　　毕　莲　贵州中医药大学第二附属医院

编　　委（以姓氏笔画排序）：
　　　　　王　帅　贵州中医药大学第二附属医院
　　　　　田　亚　贵州中医药大学
　　　　　刘　彬　贵州中医药大学第二附属医院
　　　　　宋　华　北京积水潭医院贵州医院
　　　　　张　佼　贵州省人民医院
　　　　　张　翔　贵州省第二人民医院
　　　　　张礼宪　贵州中医药大学第二附属医院
　　　　　陈泽新　贵州中医药大学
　　　　　武　婷　贵州中医药大学
　　　　　武鹏燕　贵州医科大学附属医院
　　　　　敖　丽　贵州中医药大学第二附属医院
　　　　　黄海平　贵州中医药大学第二附属医院
　　　　　彭　丹　贵州中医药大学第二附属医院
　　　　　黎常利　贵州中医药大学第二附属医院

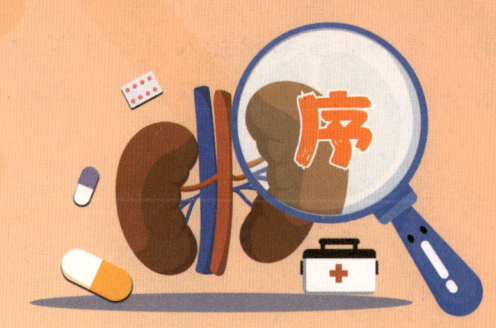

每个人都是自己健康的第一责任人，同时也对家庭和社会负有健康责任。普及健康知识，提升全民健康素养，是提高全民健康水平根本、经济、有效的措施之一。《健康中国行动（2019—2030年）》提出，要推进健康知识普及，实现从"以治病为中心"向"以健康为中心"的转变。以科普的方式将健康领域的科学方法、科学思想和科学精神传播给公众，提升公众健康素养，帮助公众学会自我健康管理，对于"健康中国"的建设和实现人民对美好生活的向往都有着重要的意义。

由贵州省疾病预防控制中心领衔，国内多位专家参与编纂的"健康贵州"系列丛书即将出版第四辑。这套丛书以问答形式，图文并茂地对大众关心的健康问题进行了深入浅出的解答。本套丛书编委会的各位专家秉着集腋成裘、聚沙成塔的精神，致力于做科学、权威、实用、通俗易懂的科普，为全民健康事业做出了积极的贡献。

衷心希望广大读者通过阅读本套丛书获得科学的健康知识，并将获得的健康知识融入日常生活中。愿每个人更健康，每个家庭更幸福！

中国健康管理协会副会长

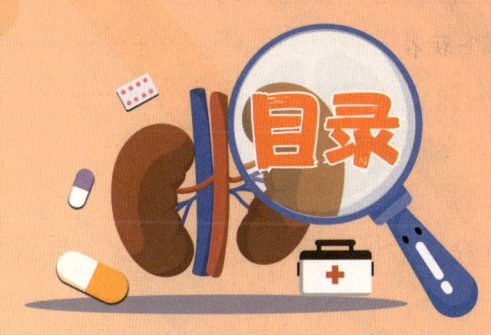

第一部分　肾的基础知识 …………………………… 1

1. 肾在人体的位置如何？结构形态如何？ ……………… 3
2. 肾是怎样排泄人体代谢废物的？ ……………………… 4
3. 肾是如何调节水电解质平衡和酸碱平衡的？ ………… 5
4. 肾分泌的激素如何影响人体代谢？ …………………… 6
5. 尿液里都有什么？ ……………………………………… 6
6. 肾小球的工作原理是什么？ …………………………… 8
7. 肾小管的工作原理是什么？ …………………………… 8

第二部分　肾病的相关知识 …………………………… 9

1. 什么是慢性肾病？ ……………………………………… 11
2. 慢性肾病是怎么分期的？ ……………………………… 12
3. 什么是慢性肾衰竭？ …………………………………… 12
4. 慢性肾衰竭是怎么分期的？ …………………………… 13

5. 慢性肾病会不会发生癌变？ …… 13
6. 肾病的常见病因有哪些？ …… 14
7. 肾病流行病学情况如何？ …… 15
8. 什么是肾炎综合征？ …… 16
9. 什么是肾病综合征？ …… 16
10. 肾炎综合征、肾病综合征一定会导致肾衰竭吗？
 …… 17
11. 高血压、糖尿病、高尿酸血症等与慢性肾病的关系如何？ …… 17
12. 肾囊肿是怎么回事？ …… 18
13. 经常腰痛是得了肾病吗？ …… 19
14. 肾病会有哪些表现？ …… 20
15. 肾病会遗传吗？ …… 21
16. 哪些人群是慢性肾病高危人群？ …… 22
17. 肾病一定会发展为尿毒症吗？ …… 23
18. 加速肾病发展的主要因素有哪些？ …… 23
19. 中医中的"肾"与西医中的"肾"有什么区别？
 …… 24

第三部分 肾病的检查 …… 25

1. 估算肾小球滤过率是什么意思？ …… 27
2. 肾小球滤过率与哪些因素有关？ …… 28
3. 肾小球滤过率每年都会下降吗？ …… 29
4. 健康成年人应多久常规筛查肾病一次？ …… 30
5. 慢性肾病高危人群应多久筛查肾病一次？ …… 31

6. 尿常规检查的意义是什么？ ………………………… 32
7. 尿常规检查的主要项目有哪些？ …………………… 33
8. 尿常规检查前一天患者应注意些什么？ …………… 33
9. 尿常规标本留取有什么要求吗？ …………………… 34
10. 为什么要查蛋白尿？ ………………………………… 34
11. 如何留取 24 h 尿标本？ ……………………………… 35
12. 尿液中泡沫很多一定是蛋白尿吗？ ………………… 36
13. 除尿常规检查外，蛋白尿还有什么检测方法？ …… 37
14. 肉眼血尿与镜下血尿有什么区别？ ………………… 38
15. 血肌酐的变化与肾病的关系如何？ ………………… 39
16. 尿素氮的变化与肾病的关系如何？ ………………… 40
17. 尿酸的变化与肾病的关系如何？ …………………… 41
18. 肾病患者为什么容易出现高钾血症？ ……………… 41
19. 高钾血症患者有哪些表现？ ………………………… 42
20. 肾病患者为什么会贫血？ …………………………… 42
21. 肾病患者为什么会出现低钙血症和高磷血症？ …… 43
22. 肾病患者的甲状旁腺有什么代谢特点？ …………… 44
23. 什么是肾穿刺？肾病患者为什么要做肾穿刺？ …… 45
24. 肾穿刺的适应证与禁忌证有哪些？ ………………… 46
25. 肾穿刺的并发症会让患者肾功能变得更差吗？ …… 47

第四部分　肾病患者的生活健康 ……………… 49

1. 服药与健康生活方式能降低血肌酐吗？ …………… 51
2. 肾病患者做运动有哪些注意事项？ ………………… 52
3. 肾病患者外出需不需要防晒？ ……………………… 52

4. 肾病患者可以接种疫苗吗？ …………………………… 53
5. 熬夜、感冒、劳累会加重肾病吗？ …………………… 54
6. 肾病患者能生育吗？ …………………………………… 54
7. 保健品能补肾吗？ ……………………………………… 55
8. 肥胖者也会得肾病吗？ ………………………………… 56
9. 肾病患者如何选择低蛋白主食？ ……………………… 57
10. 肾病患者可以吃蛋、奶、大豆等食物吗？ …………… 58
11. 肾病患者可以吃蔬菜吗？ ……………………………… 58
12. 肾病患者是不是应该少吃盐？ ………………………… 59
13. 肾病患者是否需要注意各种调味品的摄入量？ ……… 60
14. 肾病患者需要少喝水吗？ ……………………………… 61
15. 肾病患者能喝饮料吗？ ………………………………… 62
16. 肾病患者可以喝酒吗？ ………………………………… 63
17. 吃"腰子"能补肾吗？ ………………………………… 63
18. 肾病患者选择食物时有哪些要注意的？ ……………… 64
19. 如何判断是否水肿？ …………………………………… 65
20. 水肿患者日常生活中怎么护理？ ……………………… 66
21. 肾病患者严格管理饮食后出现便秘怎么办？ ………… 67
22. 肾病患者如何减少磷的摄入量？ ……………………… 68
23. 慢性肾病有哪些保守治疗方法？ ……………………… 69
24. 慢性肾病有哪些替代治疗方法？ ……………………… 70
25. 延缓慢性肾病发展的措施有哪些？ …………………… 71
26. 急性肾炎与慢性肾炎有什么区别？ …………………… 73
27. 急性肾衰竭与慢性肾衰竭有什么区别？ ……………… 73
28. 为什么肾病患者常常合并高血压？ …………………… 74
29. "沙坦"类药物和"普利"类药物对肾的保护机制

是什么？ ………………………………………………… 75
30. 为什么控制血糖对肾健康这么重要？ ……………… 76
31. 为什么控制血压对肾健康这么重要？ ……………… 77
32. 为什么控制尿酸对肾健康这么重要？ ……………… 78
33. 为什么控制血脂对肾健康这么重要？ ……………… 79
34. 为什么控制吸烟对肾健康这么重要？ ……………… 80
35. 哪些药可能会伤肾？ ………………………………… 81
36. 慢性肾衰竭的常见并发症有哪些？ ………………… 82
37. 肾上腺皮质激素治疗肾病的作用机制是什么？ …… 83
38. 应用肾上腺皮质激素治疗肾病会出现哪些不良反应？
　　………………………………………………………… 84
39. 应用肾上腺皮质激素治疗肾病有哪些注意事项？
　　………………………………………………………… 85
40. 除肾上腺皮质激素外，不同类型肾病患者还可选择
　　哪些免疫抑制剂？ …………………………………… 86
41. 除肾上腺皮质激素外，应用其他免疫抑制剂治疗肾
　　病有哪些常见的不良反应？ ………………………… 88
42. 如何预防慢性肾病变成慢性肾衰竭？ ……………… 89
43. 服用他克莫司、环孢素等药物时为什么不能吃柚子？
　　………………………………………………………… 90
44. 肾病综合征有哪些并发症？ ………………………… 91
45. 如何防治肾病综合征并发症？ ……………………… 92
46. 如何区别原发性肾病综合征与继发性肾病综合征？
　　………………………………………………………… 94
47. 血液透析是怎么回事？ ……………………………… 95
48. 血液透析的造瘘与置管是怎么回事？ ……………… 95

49. 什么是干体重？ ……………………………………… 96
50. 血液透析怎么清除患者体内毒素？ ………………… 97
51. 血液透析能在家中进行吗？ …………………………… 97
52. 一般通过什么来判断是否需要进行血液透析？ …… 98
53. 长期血液透析患者后期可逐渐减少血液透析次数或者停止血液透析吗？ ……………………………… 98
54. 长期血液透析患者还需不需要持续用药？ ………… 99
55. 血液透析患者的自我管理要点有哪些？ …………… 99
56. 腹膜透析是怎么回事？ ……………………………… 100
57. 腹膜透析的适用人群有哪些？ ……………………… 100
58. 腹膜透析患者日常生活中有哪些注意事项？ ……… 101
59. 结肠透析是怎么回事？ ……………………………… 102
60. 肾移植是怎么回事？ ………………………………… 103
61. 医院是根据什么来安排肾移植等待者顺序的？ …… 104
62. 肾移植术前和术后的注意事项有哪些？ …………… 105
63. 什么是连续性肾脏替代治疗？ ……………………… 105

第五部分　肾结石与前列腺的相关知识 ……… 107

1. 什么是肾结石？ ……………………………………… 109
2. 哪些人容易患肾结石？ ……………………………… 110
3. 肾结石有哪些临床表现？ …………………………… 111
4. 肾结石患者如何调整生活方式？ …………………… 112
5. 肾结石患者什么情况下可选择保守治疗？ ………… 113
6. 肾结石可选择哪些手术治疗？ ……………………… 113
7. 什么是尿路感染？ …………………………………… 115

8. 尿路感染有哪些症状? ……………………………… 116
9. 尿路感染常见于哪些人群? …………………………… 116
10. 尿路感染的发生原因有哪些? ……………………… 117
11. 尿路感染的主要治疗方法有哪些? ………………… 118
12. 前列腺增生是怎么回事? …………………………… 119
13. 前列腺增生的临床表现有哪些? …………………… 120
14. 前列腺增生有哪些检查方法? ……………………… 121
15. 什么是前列腺特异性抗原? ………………………… 122
16. 如何防止前列腺增生进一步恶化? ………………… 123
17. 前列腺增生会不会癌变? …………………………… 123
18. 前列腺增生有哪些治疗方法? ……………………… 124
19. 前列腺增生会影响肾吗? …………………………… 125
20. 前列腺增生能完全预防或者根治吗? ……………… 125
21. 急性尿潴留的急救措施有哪些? …………………… 126

第一部分
肾的基础知识

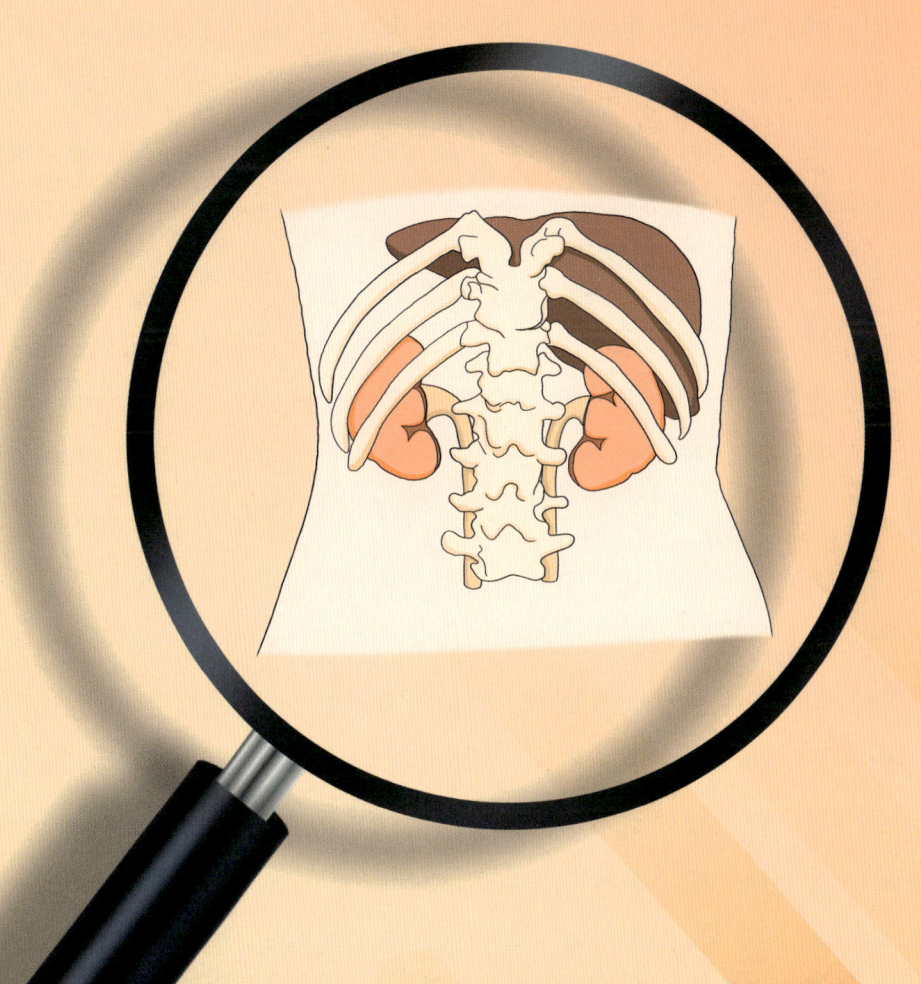

第一部分 肾的基础知识

1. 肾在人体的位置如何？结构形态如何？

肾位于脊柱两侧，紧贴腹后壁。左肾上缘平第11胸椎下缘，下缘在第2~3腰椎椎间盘之间。右肾比左肾略低1~2 cm。正常肾上下移动均在1~2 cm范围以内。右肾下极可以在肋骨下缘扪及，左肾则不易被摸到。成年人肾大小的正常值为长10~12 cm、宽5~7 cm、厚3~5 cm。肾形似放大版的蚕豆，每一个肾的重量为100~200 g，质柔软。肾是人体重要的排泄器官，主要由约100万个肾单位组成，肾单位由肾小体和肾小管组成，具有排毒，调节体内水电解质平衡、酸碱平衡的作用。

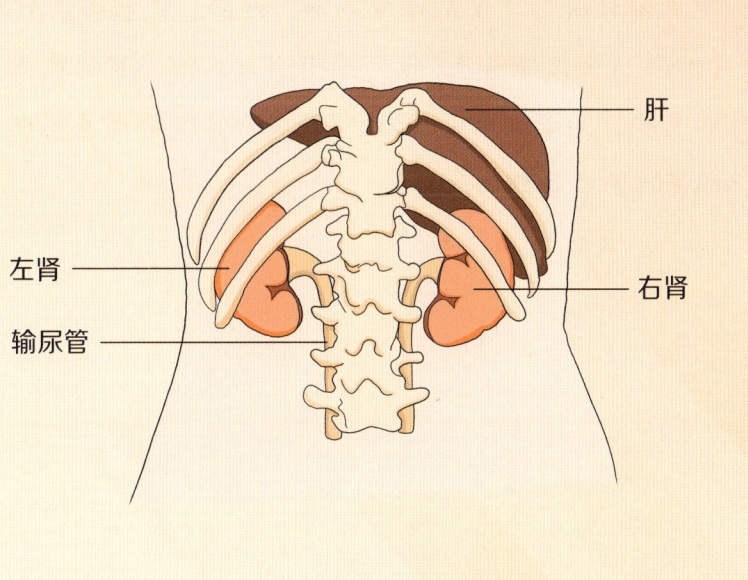

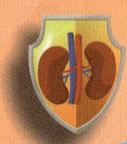

2. 肾是怎样排泄人体代谢废物的？

肾的功能主要包括生成尿液、排泄代谢废物和有毒物质等。肾血流量占全身血流量的1/5～1/4。血液流经肾，通过肾的滤过膜形成原尿（初始尿液）。血液经肾小球滤过后每分钟生成的原尿约为120 mL，一昼夜总滤液量为170～180 L。这些原尿通过肾小管（肾单位中与肾小体相连的单层上皮性小管，包括近端小管、细段和远端小管）、集合管（肾中重吸收水和钠离子，进一步浓缩尿液的管道，包括弓形集合小管、直集合小管和乳头管，其中，弓形集合小管较短，与远曲小管相连）重吸收等形成终尿，汇入肾盂，最终被排出体外。这个过程可排出人体因代谢产生的绝大部分废物（包括以尿素氮、肌酐、尿酸等为代表的100余种代谢废物等），也可排出进入人体的有毒物质（如化学药物、污染物等），防止代谢废物和有毒物质等在人体内积聚而引发各种病症。

第一部分　肾的基础知识

3. 肾是如何调节水电解质平衡和酸碱平衡的？

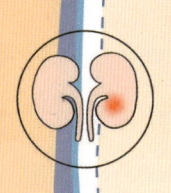

肾可调节体内水分和渗透压平衡。肾调节体内水分及渗透压平衡的部位主要是肾小管。肾小管的近曲小管对水的重吸收属于等渗性重吸收，近曲小管为吸收钠离子及分泌氢离子的重要场所。在近曲小管中，葡萄糖及氨基酸被完全重吸收，碳酸氢根被重吸收70%～80%，水及钠离子被重吸收65%～70%。被重吸收的滤液进入髓袢后被进一步浓缩，约20%的氯化钠和15%的水被重吸收。远曲小管及集合管不透水，但能吸收部分钠盐。

肾还可调节电解质浓度。肾小球滤液中含有多种电解质，它们进入肾小管后，其中的钠离子、钾离子、钙离子、镁离子、碳酸氢根、氯离子等大部分被重吸收，并根据人体的需要通过体液因素等调节吸收量。通过酸和碱的排泄与重吸收，可达到调节酸碱平衡的目的。

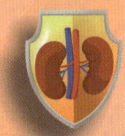

泌尿系统健康的那些事

4. 肾分泌的激素如何影响人体代谢？

肾可分泌肾素、前列腺素、激肽类物质、促红细胞生成素和1α-羟化酶。肾素能收缩血管，升高血压；前列腺素能增加肾皮质血流量，扩张血管，降低血压，增加尿钠排泄量；激肽类物质有抗高血压的作用，有利于控制血压；促红细胞生成素能促进红细胞生成；1α-羟化酶能帮助人体生成1,25-二羟维生素D_3，促进钙的吸收。

5. 尿液里都有什么？

正常人尿液里的主要成分是水，占尿液成分含量的95%以上，其包括通过饮食摄入的水分，以及体内组织细胞代谢产生的水分等。除此之外，尿液中还有坏死的上皮细胞，以及体内排出的代谢废物、有毒物质等。正常情况下尿液成分以上述成分为主，不应有红细胞、白细胞、血红蛋白、蛋白质、葡萄糖、酮体、胆红素等。

如果尿液中红细胞含量明显超标，即为血尿。若尿液中白细胞含量超标，同时伴有白细胞酯酶、亚硝酸盐阳性，则提示存在泌尿系统感染（即尿路感染）。若尿液中微生物含量超标，如尿液里含有大量细菌、真菌等，则提示有微

第一部分 肾的基础知识

生物感染。如果尿液中蛋白质含量显著超标,即为蛋白尿。若尿液里存在大量葡萄糖,则提示可能患糖尿病、糖尿病肾病。如果尿液里含有酮体、胆红素等,则提示可能患相应疾病。因此,一份尿常规检查结果可以反映体内很多器官或系统可能存在的问题。

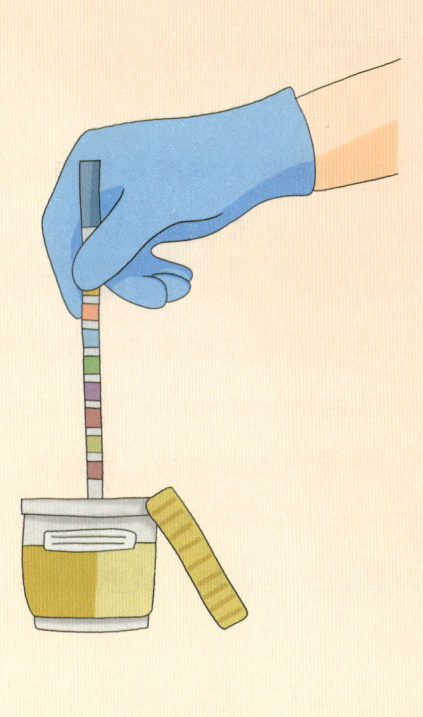

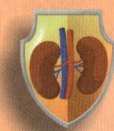

泌尿系统健康的那些事

6. 肾小球的工作原理是什么？

肾小球是一种由毛细血管内皮细胞、基膜和球内系膜组成，具有滤过功能的蟠曲状毛细血管网。血液流经肾小球时，血液中的尿酸、尿素、水、无机盐和葡萄糖等物质通过肾小球滤过而到肾小囊中，形成原尿。

7. 肾小管的工作原理是什么？

原尿中富含很多对人体有益的物质，如水、电解质、氨基酸和葡萄糖，当它流经肾小管时，其中对人体有益的物质会被肾小管重吸收，进入包绕在肾小管外面的毛细血管而重新回到血液里。原尿中剩下的其他废物（如尿素、一部分水和无机盐等）由肾小管流出，形成最终尿液，每日为 1.5~2 L。原尿中的葡萄糖、氨基酸、维生素、多肽类物质和少量蛋白质在近曲小管几乎全部被重吸收，而肌酐、尿素、尿酸及其他代谢废物，或部分被重吸收，或完全被排出。

第二部分
肾病的相关知识

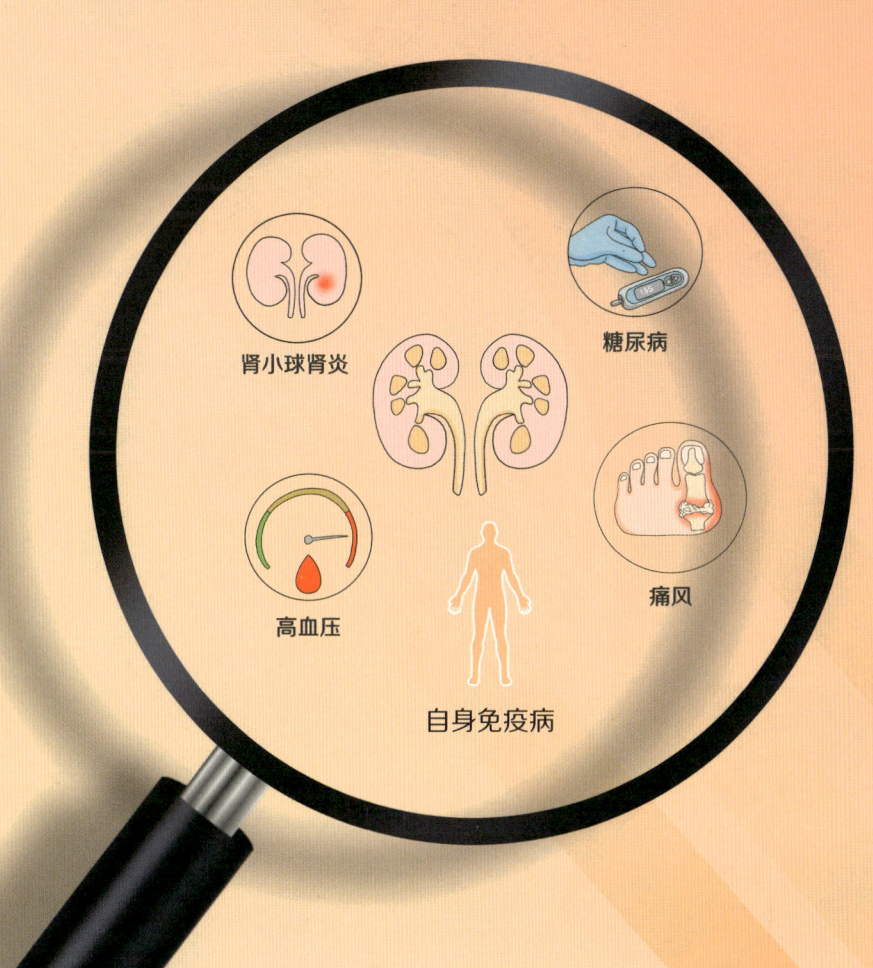

第二部分　肾病的相关知识

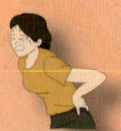

1. 什么是慢性肾病?

慢性肾病是各种原因导致的肾结构与功能的慢性进展性破坏，病程＞3个月。肾结构和功能的慢性进展性破坏包括出现肾损伤标志（如蛋白尿、尿沉渣异常、肾小管相关病变，以及组织学检查结果与影像学检查结果异常），或者既往有肾移植病史等，伴或不伴肾小球滤过率下降。还有一种情况也可诊断为慢性肾病，即不明原因肾小球滤过率下降为＜60 mL/min、病程≥3个月的肾病。

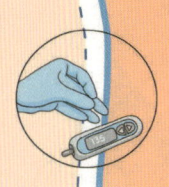

3个月的病程仅可作参考。很多疾病涵盖范围广，临床表现多种多样，症状或轻或重，加上一般疾病的发生到发现都有一个过程，很多症状已有2个多月的疾病其实本身病程已经超过3个月了，因此需要医生根据具体病情全面分析后再做明确判断。

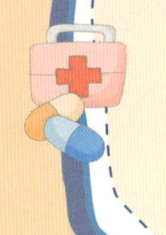

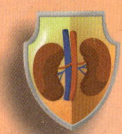 泌尿系统健康的那些事

2. 慢性肾病是怎么分期的？

慢性肾病可分为五期：第一期，患者有肾损伤，肾小球滤过率≥90 mL/min；第二期，患者有肾损伤伴肾小球滤过率轻度下降，肾小球滤过率为60～89 mL/min；第三期，患者肾小球滤过率中度下降，肾小球滤过率为30～59 mL/min；第四期，患者肾小球滤过率重度下降，肾小球滤过率为15～29 mL/min；第五期为肾衰竭期，肾小球滤过率<15 mL/min。

3. 什么是慢性肾衰竭？

慢性肾衰竭是各种原因造成慢性进行性肾实质损害，致使肾明显萎缩，不能维持其基本功能，临床上以代谢废物潴留，水电解质平衡和酸碱平衡失调，全身各系统受累为主要表现的临床综合征。

第二部分 肾病的相关知识

4. 慢性肾衰竭是怎么分期的?

关于慢性肾衰竭的分期,之前主流观点将慢性肾衰竭分为肾功能不全代偿期、肾功能不全失代偿期、衰竭期和尿毒症期。①肾功能不全代偿期,血肌酐为 133～177 μmol/L;②肾功能不全失代偿期,血肌酐为 178～442 μmol/L;③衰竭期,血肌酐为 443～707 μmol/L;④尿毒症期,血肌酐＞707 μmol/L。慢性肾衰竭的分期与慢性肾病的分期有一定的对应关系,目前将慢性肾病的 3～5 期视为慢性肾衰竭。

5. 慢性肾病会不会发生癌变?

一般原发的肾炎综合征、肾病综合征不会发生癌变;继发的糖尿病肾病、高血压肾病、狼疮性肾病也不会发生癌变;肾结石患者若结石比较大,会长期压迫泌尿系统黏膜,出现上皮脱落、组织溃疡等,导致结石与输尿管管壁粘连,特别严重的可能发生癌变。一般单纯性肾囊肿和多囊肾很少发生癌变,但有部分肾癌表现为肾的囊性病变,与肾囊肿不易区分。

6. 肾病的常见病因有哪些?

肾病的病因通常不易明确，常见的病因如下：①糖尿病。在我国，糖尿病已成为引起肾病的第一大病因。②慢性肾小球肾炎。我国由感染病毒、细菌等引发慢性肾炎的患者数与糖尿病肾病患者数不相上下。③高血压。随着我国高血压患者数的增多，预计高血压导致的肾病会越来越多，高血压可能超过肾小球肾炎而跃居肾病的第二大病因。④自身免疫病，如系统性红斑狼疮、系统性血管炎等。⑤痛风。血尿酸高不仅会损伤关节引发痛风性关节炎，还会损害肾引发尿酸性肾结石或高尿酸血症肾病。⑥药物。应用解热镇痛药、抗生素、造影剂等时要警惕肾损伤。⑦其他。慢性尿路感染、长期肾结石等也会引发肾病。

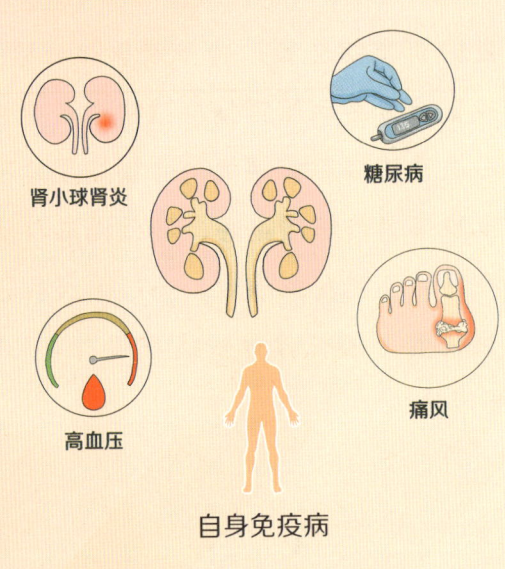

第二部分 肾病的相关知识

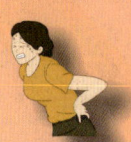

7. 肾病流行病学情况如何？

2018年一项关于我国肾病患病情况的调研结果显示，我国慢性肾病患病率约为7.6%，慢性肾病知晓率仅为10.0%。

中国医师协会肾脏内科医师分会2022年学术年会数据显示，2021年，我国在透血液透析患者有749 573人，在透腹膜透析患者有126 372人。从2011年至2021年，在国家基本医疗保险制度的大力支持下，10年间透析患者总人数增加了3.2倍。截至2021年底，我国大陆地区血液透析患者的平均透析龄达50.9个月，透析龄超过5年的患者占血液透析患者总人数的31.5%，超过10年的占8.4%；腹膜透析患者的平均透析龄达50.3个月，透析龄超过5年的患者占腹膜透析患者总人数的33.9%。在透析患者中，引起肾衰竭的首位病因仍然是原发性肾小球肾炎，糖尿病肾病是第二位病因。

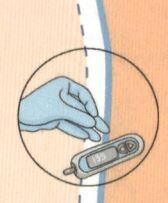

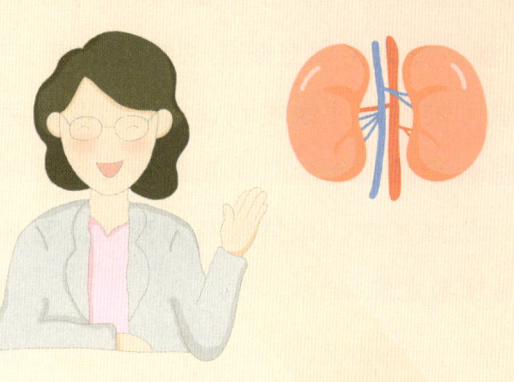

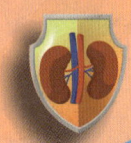泌尿系统健康的那些事

8. 什么是肾炎综合征？

肾炎综合征主要表现为血尿、不同程度蛋白尿、尿沉渣镜检发现异形红细胞和红细胞管型、高血压、水肿。一般具备1种以上表现就要考虑肾炎综合征。单纯的血尿或蛋白尿称为无症状血尿或无症状蛋白尿。肾炎综合征按照发病急缓可分为急性肾炎综合征和慢性肾炎综合征，按照病因可分为原发性肾炎综合征和继发性肾炎综合征。

9. 什么是肾病综合征？

肾病综合征主要表现为大量蛋白尿、水肿、血液中白蛋白低、血脂升高。大量蛋白尿指患者24 h尿中蛋白质定量＞3.5 g。肾病综合征患者通常具备以上所有表现，但是部分患者由于血液中白蛋白太低，尿中并没有大量蛋白质（血液中的蛋白质太少以至于无法继续流出）。此病在任何年龄阶段都可能突然或缓慢起病，性别差异和年龄差异不大。蛋白尿会导致患者血液中蛋白质含量降低，水离开血液进入组织引起水肿，机体免疫力变差，容易被感染，血脂升高，更容易发生血栓。

第二部分 肾病的相关知识

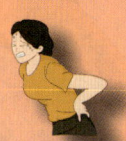

10. 肾炎综合征、肾病综合征一定会导致肾衰竭吗？

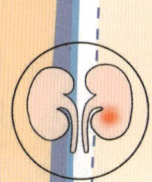

肾炎综合征和肾病综合征患者可能会出现血肌酐升高，这是一个漫长的从量变到质变的过程，但并不表示一定会走向肾衰竭。因此，患者要加强病情管理，定期检查，坚持服药，最大限度地遏制病情发展。

11. 高血压、糖尿病、高尿酸血症等与慢性肾病的关系如何？

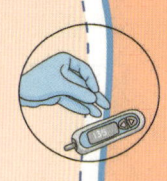

高血压、糖尿病病情控制得不好会发展为慢性肾病，患慢性肾病后又会影响患者血压、血糖，形成恶性循环。这类患者最终可能因肾血管损伤而发展为肾衰竭，这一过程通常是不可逆的。血尿酸高会导致尿酸在肾中形成结晶或结石，从而影响肾的正常功能，肾功能异常又会使尿酸排泄减少，形成恶性循环。因此，对高血压、糖尿病、高尿酸血症患者来说，积极控制血压、血糖、尿酸是非常重要的。尿蛋白－肌酐比值、血肌酐等是患者早期筛查慢性肾病的重要指标。

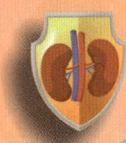

12. 肾囊肿是怎么回事？

肾囊肿是肾实质内异常的囊状结构，内含液体，形态不一，大小不等，可为单个或多个，可见于单侧或两侧肾，直径一般为 2 cm 左右，也有直径达 10 cm 的，多见于男性。肾囊肿可分为单纯性肾囊肿和遗传性肾囊肿。单纯性肾囊肿一般没有症状，只有当囊肿压迫引起血管闭塞等时才会出现相应表现，有可能对肾功能产生影响。若肾囊肿直径超过 5 cm，应进行相应治疗，包括行囊液抽吸术并囊内注射硬化剂治疗或行手术治疗。我们通常见到的肾囊肿大多是单纯性肾囊肿，遗传性肾囊肿所占比例相对较小。几乎没有 20 岁以下的单纯性肾囊肿患者，如果 20 岁以下的个体出现肾囊肿，要高度怀疑肾先天发育问题或遗传性肾囊肿的可能。随着年龄的增长，肾囊肿的发生率会越来越高，30～40 岁人群单纯性肾囊肿的发生率为 10% 左右，80 岁及以上人群单纯性肾囊肿的发生率可达到 50%。

第二部分　肾病的相关知识

13. 经常腰痛是得了肾病吗?

肾的"肉"上是没有感觉神经分布的,因此肾是不会产生痛感的,这也是大家称肾为"沉默的器官"的原因。肾的很多损伤都是"不会发声的"。当然,一些特殊疾病(如肾结石、肾肿瘤、尿路感染等)会导致肾区(腰部)疼痛,这主要是由肾外面的膜、肾盂、输尿管等受牵拉或炎症刺激引起的。腰痛包括以下几种类型:①如刀绞般疼痛,痛感强烈,时而痛时而缓解,称为肾绞痛,常常伴有恶心、呕吐、面色苍白、血尿等症状,多见于肾结石患者。②痛感轻微,表现为持续性的慢痛,叩击腰部时疼痛明显,多见于慢性感染患者。③胀痛不适,痛感强烈,表现为持续疼痛,叩击腰部时疼痛加重,多见于急性感染患者。腰痛要与腰椎、腰肌等部位的疾病引发的疼痛区分开来。

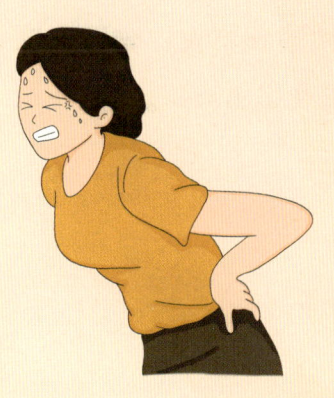

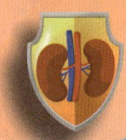

泌尿系统健康的那些事

14. 肾病会有哪些表现？

肾病有时无症状或有水肿、尿液颜色变化、尿量异常、腰痛、胃肠道不适等症状，但需要注意的是，以上症状是明确出现病理变化后的症状，不属于征兆，而且这些症状并不典型，要注意与其他疾病的区分开来，并咨询专业医生。患肾病时，由于水钠潴留、血管通透性增加等，患者可出现水肿，尤其是眼睑和双下肢水肿最常见；有时可有血尿，尿液的颜色可能会变为洗肉水色、酱油色或浓茶色等，若尿中含有蛋白质，还会伴有尿液中泡沫增多现象，并且泡沫不易消退。若尿量异常，如尿频次增多、尿液减少或无尿时，则提示肾可能出现问题。腰痛也可能提示患肾病，最容易引起腰痛的肾病是多囊肾、慢性梗阻性肾病、肾炎等。当肾功能受损严重，或出现大量蛋白尿等情况时，体内的有毒物质和多余水分不能及时被排出体外，会引起胃肠道水肿，造成消化不良、食欲下降等，严重时还会引起恶心、呕吐、消化道出血等。

第二部分　肾病的相关知识

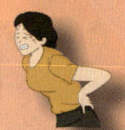

15. 肾病会遗传吗？

原发性肾病和继发于高血压、糖尿病等的肾病一般不会遗传，只是患者子女患肾病的概率会增高。如果从小就规范控制相关指标，一般不会患肾病。

遗传性肾病是会遗传的。遗传性肾病主要包括遗传性肾小球疾病（如奥尔波特综合征、先天性肾病综合征），遗传性肾小管疾病（如巴特综合征、范科尼综合征等），遗传性肾间质疾病，遗传性肾结构病变（如多囊肾、膀胱输尿管反流等），肾受累的遗传代谢病（如法布里病、糖原贮积病等）。

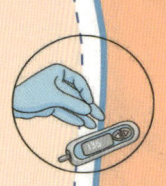

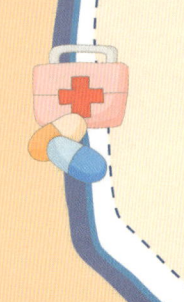

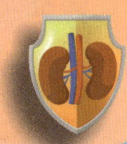

16. 哪些人群是慢性肾病高危人群?

慢性肾病高危人群主要包括有慢性肾病家族史人群、老年人、糖尿病患者、高血压患者、高尿酸血症患者、高钙血症患者、高脂血症患者、肥胖人群、代谢综合征患者、肿瘤患者、行化学治疗患者、孕妇、单肾者、发生急性肾损伤者，以及应用肾毒性药物（如氨基糖苷类抗生素、甘露醇）者、心血管疾病（如心力衰竭）患者、慢性感染性疾病（如反复发作性慢性扁桃体炎、慢性结肠炎）患者、乙型肝炎病毒携带者、丙型肝炎病毒感染者、自身免疫病（如系统性红斑狼疮、干燥综合征）患者、血液系统疾病（如多发性骨髓瘤）患者等。积极控制原发病，定期复查，遵医嘱用药，并养成健康的生活方式和良好的饮食习惯是预防肾病的重要方法。

第二部分 肾病的相关知识

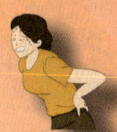

17. 肾病一定会发展为尿毒症吗？

肾病如果发现得早、治疗及时、监测及时，不一定会发展为尿毒症，即使发展为尿毒症也需要一个较长的过程。但如果肾病患者病情发现得比较晚、不积极治疗、不按时复查，会由于持续的蛋白尿和血尿、高血压等引起肾纤维化，然后引发肾衰竭，从而发展为尿毒症。如果肾病患者合并其他加重肾损伤的因素，如高血糖、心力衰竭、服用肾毒性药物等，会加速肾损伤，最终可能会发展为尿毒症。因此，肾病高危人群、肾病患者要遵医嘱、积极检查、按时复查、规范治疗，以免对肾造成不可逆的伤害。

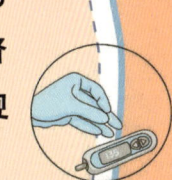

18. 加速肾病发展的主要因素有哪些？

加速肾病发展的主要因素包括高血压、糖尿病、吸烟、高脂血症、肥胖、蛋白尿、感染、服用药物、妊娠、熬夜与劳累等。血糖、血压控制不佳是对慢性肾病发展影响最大的因素；大量蛋白尿常与肾小球滤过率的快速下降有关；心力衰竭会加重肾的负担，加速肾病发展；吸烟、高血脂、肥胖都对肾病有负面影响；放射性物质、非甾体抗炎药、造影剂会加重肾病。因此，慢性肾病患者要注意对以上因素的控制和避免。

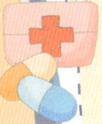

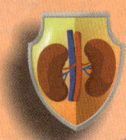

泌尿系统健康的那些事

19. 中医中的"肾"与西医中的"肾"有什么区别？

中医认为肾藏精，主水、主骨、主纳气，开窍于耳，司二便，具备以上功能的都属于"肾"。西医中的"肾"就指肾这个器官，有排泄有毒物质和代谢废物，调节水电解质平衡和酸碱平衡及红细胞代谢等的作用。

人体肾"藏精"的功能异常，会出现肾气不足、肾阴不足、肾阳不足等情况，属于中医中的"肾虚"，表现为面色苍白或黧黑、腰膝酸冷、四肢发凉、精神疲倦、浑身乏力、阳痿、早泄、不孕、性欲减退、尿频、尿清长等。

原发性肾小球肾炎、继发性肾小球肾炎、遗传性肾病、慢性肾功能不全和尿毒症等属于西医中的"肾病"，表现为水肿、蛋白尿、血尿、高血压等。

中医中的"肾虚"与西医中的"肾病"的范畴有部分重叠，又有部分不同，不可混为一谈。

第三部分
肾病的检查

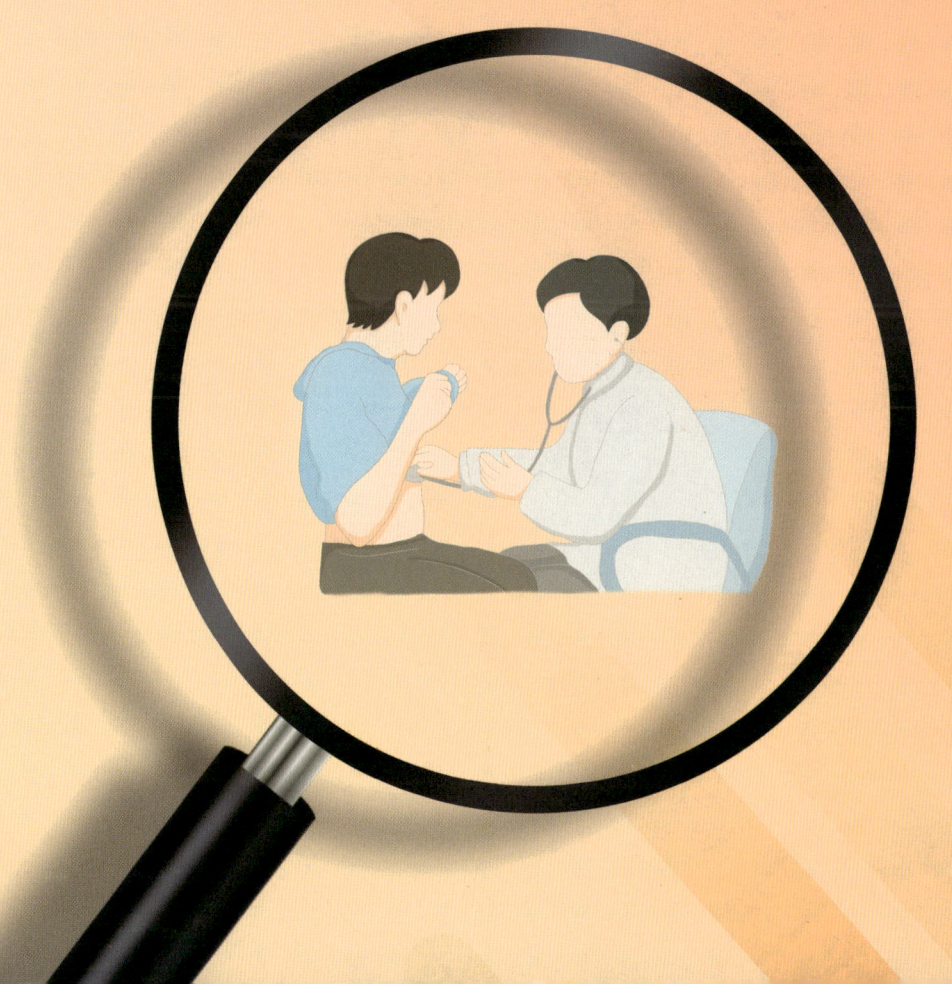

第三部分 肾病的检查

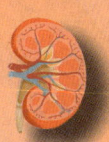

1. 估算肾小球滤过率是什么意思?

估算肾小球滤过率是根据抽血检测的血肌酐、白蛋白等指标,以及患者的年龄、性别、体重等多种身体信息指标,结合人种及是否合并糖尿病等,采用公式计算肾小球滤过率得到的结果。估算肾小球滤过率是较准确的肾功能分期指标,主要反映肾功能的好坏。估算肾小球滤过率越低,说明肾损伤越严重;估算肾小球滤过率正常或稍高,说明肾功能基本正常。

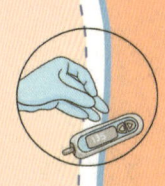

大多数医院的肾功能检查都包含此项指标,但因为是粗略估算,有需要的患者可以找专科医生进行专业计算和咨询。由于是估算指标,公式的准确应用显得尤为重要,目前临床常用 CKD-EPI(chronic kidney disease epidemiology collaboration,慢性肾病流行病学合作研究)等公式。

CKD-EPI 公式如下:

男性:

Scr≤0.9 mg/dL: eGFR=144×(Scr/0.9)−0.411×(0.993)^年龄

Scr>0.9 mg/dL: eGFR=144×(Scr/0.9)−1.209×(0.993)^年龄

女性:

Scr≤0.7 mg/dL: eGFR=144×(Scr/0.7)−0.329×(0.993)^年龄

Scr>0.7 mg/dL: eGFR=144×(Scr/0.7)−1.209×(0.993)^年龄

式中 Scr(serum creatinine,血肌酐)单位为 mg/dL;eGFR(estimated glomerular filtration rate,估算肾小球滤过率)单位为 mL/(min·1.73 m^2);年龄单位为岁。

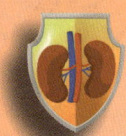

泌尿系统健康的那些事

2. 肾小球滤过率与哪些因素有关？

肾小球滤过率与年龄、性别、体重有关。随着年龄增长，肾小球滤过率会逐渐下降。男性肾小球滤过率正常值比女性肾小球滤过率正常值约高 10 mL/min。体重越大，肾小球滤过率越高。

就同一个体而言，肾小球滤过率与肾的血流情况、肾是否受损相关。肾的血流来源于心脏，心脏给肾输送的血流越少，肾小球滤过率就越低；若肾受损，肾血管功能和肾滤过功能均会受损，肾小球滤过率也会降低。

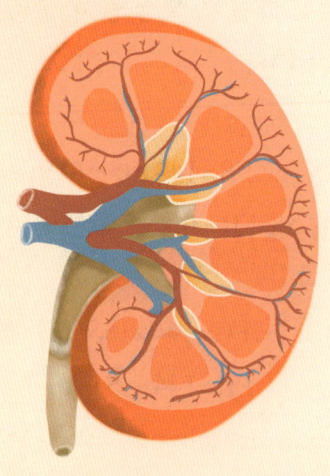

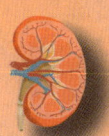

第三部分　肾病的检查

3. 肾小球滤过率每年都会下降吗？

健康成年人肾小球滤过率参考范围为 80～120 mL/min。大概从 40 岁开始，肾功能会逐年减退，一般肾小球滤过率下降速度为每年 0.8～1.1 mL/min。这是人体正常生理现象，并不影响人体正常代谢，但是在应用药物时要格外注意药物本身和所用剂量对肾小球滤过功能的影响。肾小球滤过率连续多次＜60 mL/min 则提示肾功能明显异常。

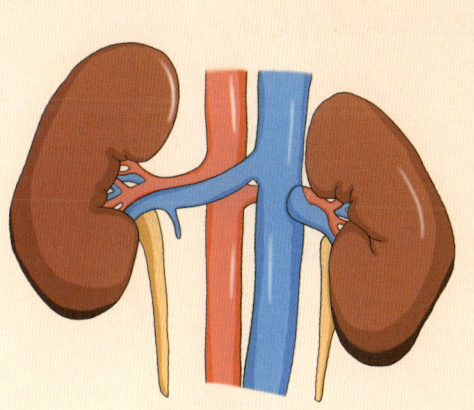

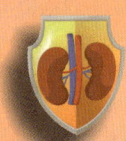 泌尿系统健康的那些事

4. 健康成年人应多久常规筛查肾病一次？

慢性肾病起病隐匿，往往长期处于无症状阶段，积极筛查可做到早发现、早治疗，使病情得到良好控制甚至逆转，所以积极筛查慢性肾病意义重大，不同人群要采取不同的筛查策略。

（1）健康成年人应每年常规筛查肾病1次，例如做肾功能检查、尿常规检查等。

（2）对于高龄、营养不良及患肝功能障碍人群，仅以根据血肌酐估算得到的肾小球滤过率对慢性肾病进行诊断和分期不够准确，建议加测半胱氨酸蛋白酶抑制剂C，并以根据血肌酐和半胱氨酸蛋白酶抑制剂C检测结果等得到的估算肾小球滤过率来进行诊断。

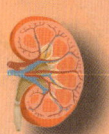

第三部分　肾病的检查

5. 慢性肾病高危人群应多久筛查肾病一次？

有慢性肾病家族史、糖尿病、高血压、心血管疾病、高尿酸血症者，高龄、肥胖的人群，以及患可能继发慢性肾病的疾病（如系统性红斑狼疮、乙型病毒性肝炎）、长期服用可能造成肾损伤的药物、有急性肾损伤病史等的人群，均应每年至少进行1次尿蛋白－肌酐比值和血肌酐的检测，并根据血肌酐、年龄等指标，应用公式得到估算肾小球滤过率。

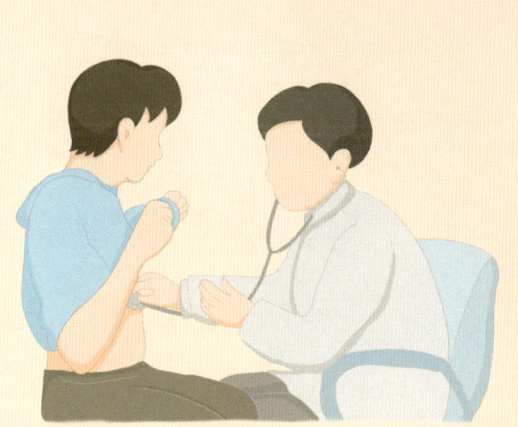

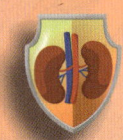

泌尿系统健康的那些事

6. 尿常规检查的意义是什么？

尿液是全身健康情况的指示剂，尤其是对于肾病患者来说。大多数肾病患者的尿液检查都异常，而且肾结构发生改变引起的第一个病理变化就是尿液成分发生变化，比如出现蛋白尿、血尿等，这些变化可以在尿液检查中被发现，而尿常规检查就是重要的尿液检查方法之一。尿常规检查具有无痛、无创、廉价、快速等优点，可为医生的诊疗提供重要的参考信息。

第三部分　肾病的检查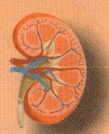

7. 尿常规检查的主要项目有哪些？

尿常规检查是医生根据患者提供的尿液，通过机器及人工操作对尿液进行分离检测，目的是检测尿液中各种成分是否有异常，包括尿液颜色、尿液透明度、尿液酸碱度、红细胞含量、白细胞含量、上皮细胞含量、蛋白质含量等项目，每一项指标都有着不同的含义。尿常规检查对诊断各种原因引起的肾病意义重大，还有助于糖尿病、糖尿病酮症酸中毒、先兆子痫、子痫等疾病的诊断。

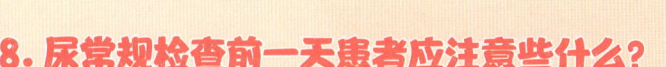

8. 尿常规检查前一天患者应注意些什么？

尿常规检查前一天患者吃太过油腻的食物可能导致尿酸出现一过性增高；前一天若大量饮水可能导致尿液被稀释、尿比重过低；前一天若过多进食红肉、火龙果、胡萝卜等含有色素的食物，可能导致尿液颜色异常；服用利福平等药物可能使尿液变成红色，检查前要咨询医生；前一天剧烈运动可能造成一过性的蛋白尿；检查前如有发热、女性处于月经期等情况，也应提前咨询医生。

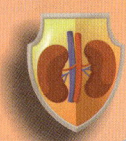

泌尿系统健康的那些事

9. 尿常规标本留取有什么要求吗？

因晨尿浓度较高，易发现病理成分，一般送检以晨尿为好。检查之前应先做好阴部和阴茎清洁，避免影响检查结果；在留取尿液时，应废弃先排出的少量尿液和最后排出的少量尿液，用量杯接中段10～15 mL的尿液，这部分尿液相对清洁。尿常规标本应在低温或防腐条件下2 h内完成检测，若放置时间过长，其中的细胞会溶解，影响检查结果。

10. 为什么要查蛋白尿？

白蛋白分子量较大，一般不会从肾"滤出"到达尿液。而当肾受损时，白蛋白会经肾"滤出"，将加重肾损伤，促进肾小球硬化和肾小管间质纤维化。这一过程通常没有典型的临床表现，容易被忽视，所以检查蛋白尿非常重要。在最终检验报告单中，"+-"表示可疑阳性，代表少量蛋白尿；"++～+++"表示中等偏多的蛋白尿；"++++"表示大量蛋白尿。患者可以根据检验结果选择是否进行更加精密的微量蛋白尿检测（能较敏感地测出少量蛋白尿的量），也可以留取24 h尿标本进行检测。

第三部分 肾病的检查

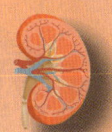

11. 如何留取 24 h 尿标本?

24 h 尿标本的留取方法是在早上的 7 点排空膀胱,把之后一天所有的尿液都收集到一个干净的容器中,到第二天早上 7 点,不论有没有尿意,再往容器中解一次小便。通过检查 24 h 尿标本可了解患者肾病的严重程度。患者在这 24 h 内要注意正常饮食,不要刻意多喝水或者少喝水。如果检查结果异常,则说明患肾病,尿蛋白越多,说明肾病越严重,需要根据具体的病因病情进行治疗。

24 h 尿标本尿蛋白定量正常值为 0.15 g,0.15～0.5 g 为轻度蛋白尿,0.5～3.5 g 为中度蛋白尿,≥3.5 g 为大量蛋白尿。

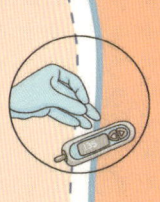

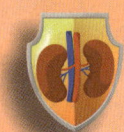

泌尿系统健康的那些事

12. 尿液中泡沫很多一定是蛋白尿吗？

不一定，也可能是其他原因造成的：

（1）排尿方式。若是患者排尿过急且排尿时站得过高，则尿液容易对液面产生强力冲击，从而形成泡沫，此时的泡沫一般比较容易消散。

（2）尿液浓缩。当人体摄入水分过少或是剧烈运动后出汗过多时，尿液会浓缩，从而使尿中的蛋白质浓度偏高，出现尿液中泡沫增多的现象。

（3）尿糖升高。糖尿病患者血糖过高，会引起尿糖相应升高，从而使尿液表面张力减小而出现泡沫尿。

若怀疑尿液中泡沫是由蛋白尿引起的，应进行尿液检查来明确尿液中蛋白质的含量是否异常，不建议单凭肉眼来判断。

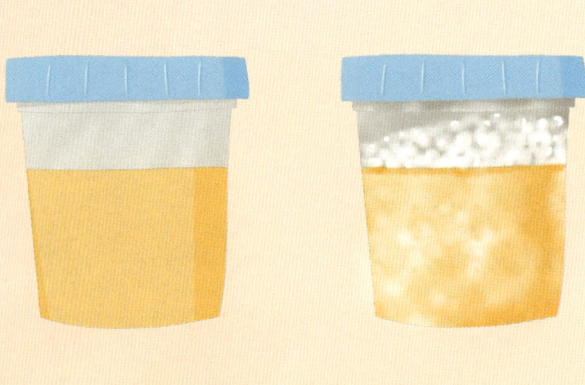

第三部分 肾病的检查

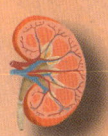

13. 除尿常规检查外，蛋白尿还有什么检测方法？

尿蛋白－肌酐比值是检测蛋白尿比较敏感的指标，甚至可以把早期肾损伤者尿中的微量蛋白质都检测出来。国内外相关专家推荐糖尿病患者和高血压患者每年定期做这项检测，以尽早发现肾损伤。一旦结果异常，就意味着出现糖尿病肾病或者高血压肾病。

（1）正常：尿蛋白－肌酐比值<30 mg/g。

（2）微量蛋白尿：尿蛋白－肌酐比值为 30～300 mg/g。

（3）显性蛋白尿：尿蛋白－肌酐比值>300 mg/g。

一般来说，尿蛋白定量的多少能反映肾病的严重程度，是判断病情和疗效的重要依据。

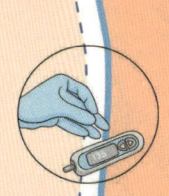

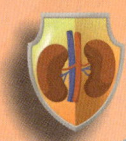

泌尿系统健康的那些事

14. 肉眼血尿与镜下血尿有什么区别?

肉眼血尿表现为尿液呈现肉眼可见的洗肉水色、酱油色、浓茶色或红褐色，甚至出现血块；而肉眼看着尿液没有异常，通过显微镜下检查才能发现尿中有红细胞的称为镜下血尿，一般是用显微镜检查尿沉渣后发现每高倍视野内红细胞平均数目＞3个。泌尿系统任何部位损伤或出血均可引起血尿，如肾结石、肾结核、肾肿瘤等都可能引起血尿。由于红细胞"个头"较大，从肾中滤过后尿液中可能出现变形的红细胞，这种情况称为肾小球性血尿，多见于原发性肾小球疾病，如IgA（immunoglobulin A，免疫球蛋白A）肾病、系膜增生性肾小球肾炎、局灶性节段性肾小球硬化症等。

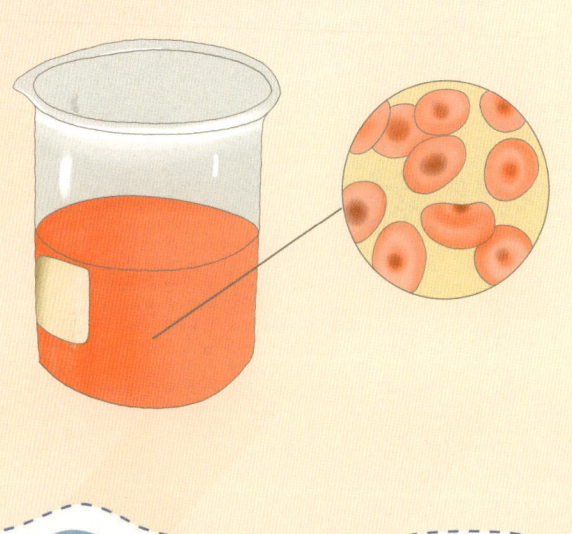

第三部分 肾病的检查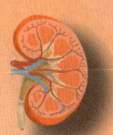

15. 血肌酐的变化与肾病的关系如何？

血肌酐是了解肾功能是否异常的重要指标。人体肌肉在常规运动的情况下，每日产生的肌酐量基本上是恒定的。肾功能正常的人血肌酐在正常范围内，但会因为饮食、运动等的不同出现波动。

当肾的排泄功能减退，从尿中排出的肌酐减少时，做相关检测就可发现血肌酐明显升高，提示患者肾功能异常。

血肌酐是相对恒定的指标，可以用来判断肾功能是否异常，但由于会受到饮食、运动、代谢等因素的影响，要结合其他指标综合判断。

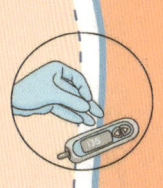

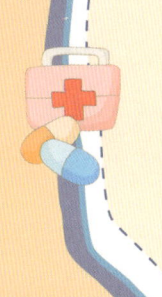

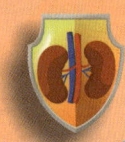泌尿系统健康的那些事

16. 尿素氮的变化与肾病的关系如何？

尿素氮是人体蛋白质代谢的主要产物，通过肾排泄。肾功能异常或尿素氮生成增多时都会出现血尿素氮增高。肾病中各种肾实质病变，如肾小球肾炎、间质性肾炎、肾衰竭等，均可使血尿素氮增高。

肾功能受损的早期，血尿素氮尚能保持在正常范围内，只有当肾小球滤过率下降至正常值的50%以下时，血尿素氮才会开始增高，所以血尿素氮不能作为早期肾病患者肾功能的衡量指标。

慢性肾衰竭时，血尿素氮的高低与病情的严重程度成正比，此时血尿素氮是衡量肾病患者病情严重程度的关键指标。

在人体内蛋白质分解过多（高蛋白饮食、甲状腺功能亢进、大面积烧伤、上消化道出血、大手术后都会引起人体内蛋白质分解过多）的情况下，血尿素氮也会出现增高。

血尿素氮降低的情况主要见于肾小管功能受损（如急性肾小管坏死等引起的）。

第三部分 肾病的检查

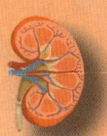

17. 尿酸的变化与肾病的关系如何？

尿酸是嘌呤代谢的产物，人体内尿酸生成过多和（或）排泄减少都会使血尿酸升高，从而引发高尿酸血症。摄入过多豆类制品（如豆腐等）、动物内脏等嘌呤含量高的食物，会导致血尿酸升高；体内缺乏尿酸氧化酶等也会导致血尿酸升高；多种形式的肾病或者药物影响都可能导致尿酸排泄减少。

长期患高尿酸血症会导致尿酸在关节、肾等处形成结晶并沉积，造成关节疼痛和活动不灵活，还会对肾和血管造成威胁，影响肾功能和血管功能。

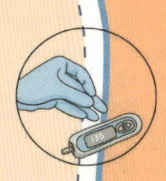

18. 肾病患者为什么容易出现高钾血症？

肾排钾功能减退，尿钾排泄减少，会引起血钾升高，引发高钾血症；肾衰竭患者体内的酸性物质从尿中排泄减少，易出现酸中毒，而酸中毒本身容易导致高钾血症；如果摄入富含钾的食物，以及静脉注射大量含钾药物等，肾不能及时排出钾，则会引发高钾血症；一些特殊的药物（如药名中有"普利""沙坦"的药物或者螺内酯等药物）会削弱肾排钾的功能，从而引发高钾血症。

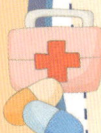

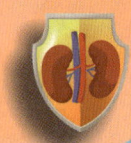

泌尿系统健康的那些事

19. 高钾血症患者有哪些表现？

高钾血症患者需要及时治疗，因为高钾状态会对心脏产生抑制作用，导致心脏的收缩能力下降、心跳变慢甚至突然停跳等，出现以上情况可能是致命的。高钾血症患者还有以下常见表现：神经肌肉功能异常、疲乏无力、动作迟钝、困倦、皮肤苍白、肌肉麻木和酸痛，以及恶心、呕吐、食欲不振等。高钾血症患者的临床表现特异性不强，常常与其他原发病的表现混淆，肾病患者若出现上述情况要及时就医。

20. 肾病患者为什么会贫血？

肾有一个重要的功能是分泌促红细胞生成素，当肾功能异常时，促红细胞生成素分泌减少，红细胞生成也相应减少，患者便会出现贫血。

慢性肾病患者出现贫血还有其他原因。例如，营养不良，长期呕吐、消化不良，进食不足等会导致人体缺铁，从而引发贫血。肾病患者身体里的有毒物质含量升高，红细胞的生存周期变短，也会引发贫血。有毒物质含量太高还会导致胃或十二指肠溃疡、内分泌代谢异常、凝血功能异常等，引起患者胃或十二指肠出血、女性月经量多，进而引发贫血。因此，肾病患者如果出现贫血，要及时明确病因，根据不同的病因采取相应的治疗方法。

第三部分 肾病的检查

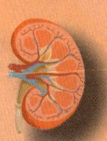

21. 肾病患者为什么会出现低钙血症和高磷血症？

肾有一个重要的功能是分泌1α-羟化酶，这个酶能使维生素D正常工作，促进机体钙吸收。肾病患者肾功能异常，1α-羟化酶的分泌减少，导致胃肠道对钙的吸收减少，便会出现低钙血症。肾病患者出现低钙血症的另一个原因是机体钙摄入不足：肾病患者身体里的有毒物质会刺激胃肠道，使患者食欲减退、恶心、呕吐，导致对钙的摄入不足，从而引发低钙血症。

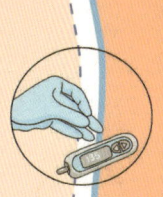

肾是磷的重要排泄途径，肾功能异常会使机体代谢的磷排出减少，从而出现高磷血症，高磷血症会引发继发性甲状旁腺功能亢进症，而继发性甲状旁腺功能亢进症又会引发低钙血症。

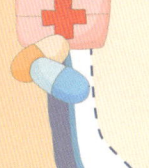

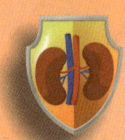

泌尿系统健康的那些事

22. 肾病患者的甲状旁腺有什么代谢特点？

甲状旁腺是位于甲状腺两侧背面或包埋于甲状腺中的2对（多数）或1对（少数）内分泌腺。它的主要功能为分泌甲状旁腺激素，调节机体内钙、磷的代谢。

血钙下降、血磷增高会刺激甲状旁腺合成和释放甲状旁腺激素。甲状旁腺激素升高可增加骨头的钙外流和肾的钙吸收，会促进1,25-二羟维生素D3的合成，以增加肠道对钙的吸收，让血钙恢复正常；同时会抑制肾对磷酸盐的重吸收，促进尿中磷的排出，使血磷降低。

因此，肾病患者常常会出现甲状旁腺功能异常，这一变化的根源是钙和磷的代谢异常。

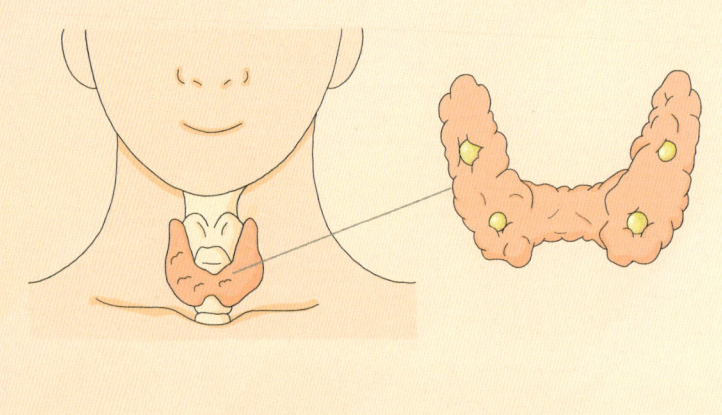

第三部分 肾病的检查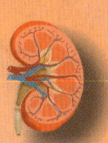

23. 什么是肾穿刺？肾病患者为什么要做肾穿刺？

肾穿刺即经皮肾穿刺活检术，是在超声或计算机体层摄影引导下，将穿刺针经皮刺入活体的肾内，取出少量肾组织，以明确肾病变病理诊断的方法。肾穿刺适用于肾病诊断、指导治疗和评估预后，以及原因不明的蛋白尿、血尿，尤其是不好解释原因的有肾表现的疾病。

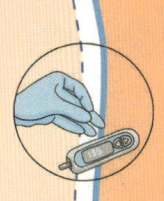

肾病的表现常常类似，但其种类又比较多。例如，肾穿刺诊断为微小病变、轻微病变、轻度系膜增生、膜性肾病、局灶性节段性肾小球硬化症等多种类型的疾病，在临床上可能都表现为肾病综合征。因此，肾病治疗的前提是对肾病的种类有一个判断，以保证治疗的针对性、准确性。这就是肾穿刺的意义。肾穿刺的结果主要用于诊断、指导治疗方案、判断疾病预后转归，本身对疗效并无影响。

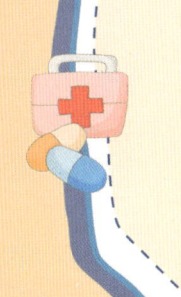

24. 肾穿刺的适应证与禁忌证有哪些?

肾穿刺的适应证：各种原发性肾病、继发性肾病、遗传性肾病，肾病的进一步诊断，以及不明原因的肾衰竭（包括肾炎综合征、肾病综合征、无症状性血尿、无症状性蛋白尿、狼疮性肾炎、过敏性紫癜性肾炎、奥尔波特综合征、移植肾肾功能明显减退等）。

肾穿刺的绝对禁忌证：有明显出血倾向、重度高血压、精神病患者或不配合操作者、孤立肾、终末期固缩肾。相对禁忌证：活动性肾盂肾炎、肾结核、肾盂积水或积脓、肾脓肿或肾周围脓肿、肾肿瘤或肾动脉瘤、多囊肾或肾囊肿、慢性肾衰竭、过度肥胖、重度腹水、严重心功能衰竭、严重贫血、妊娠等。

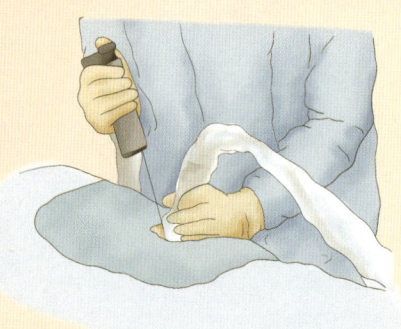

第三部分 肾病的检查

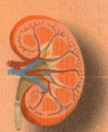

25. 肾穿刺的并发症会让患者肾功能变得更差吗?

肾穿刺常见的并发症是肾被扎处出血,或者穿刺不慎引起细菌感染,穿刺损伤其他脏器,穿刺时误把静脉和动脉穿通,等等。穿刺后少量出血是比较常见的并发症,一般对患者没有特别影响;大量出血可能危及生命。一般来说,穿刺后的 24 h 之内是最容易出血的一段时间,在此期间患者要严格卧床,在针眼没有完全长好前,都应该避免剧烈运动;24 h 以后,针眼虽然自然贴合到一起,但肾组织并没有完全长好,还是不能剧烈运动,要等肾组织完全长好才行。

做一次肾穿刺取出来的肾组织一般只占肾总体积的 1/100 000 左右,这对肾原本的功能不会有特别影响。

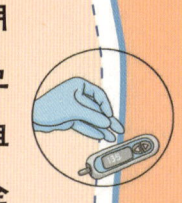

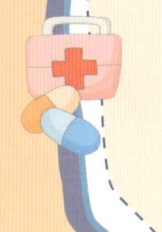

第四部分
肾病患者的生活健康

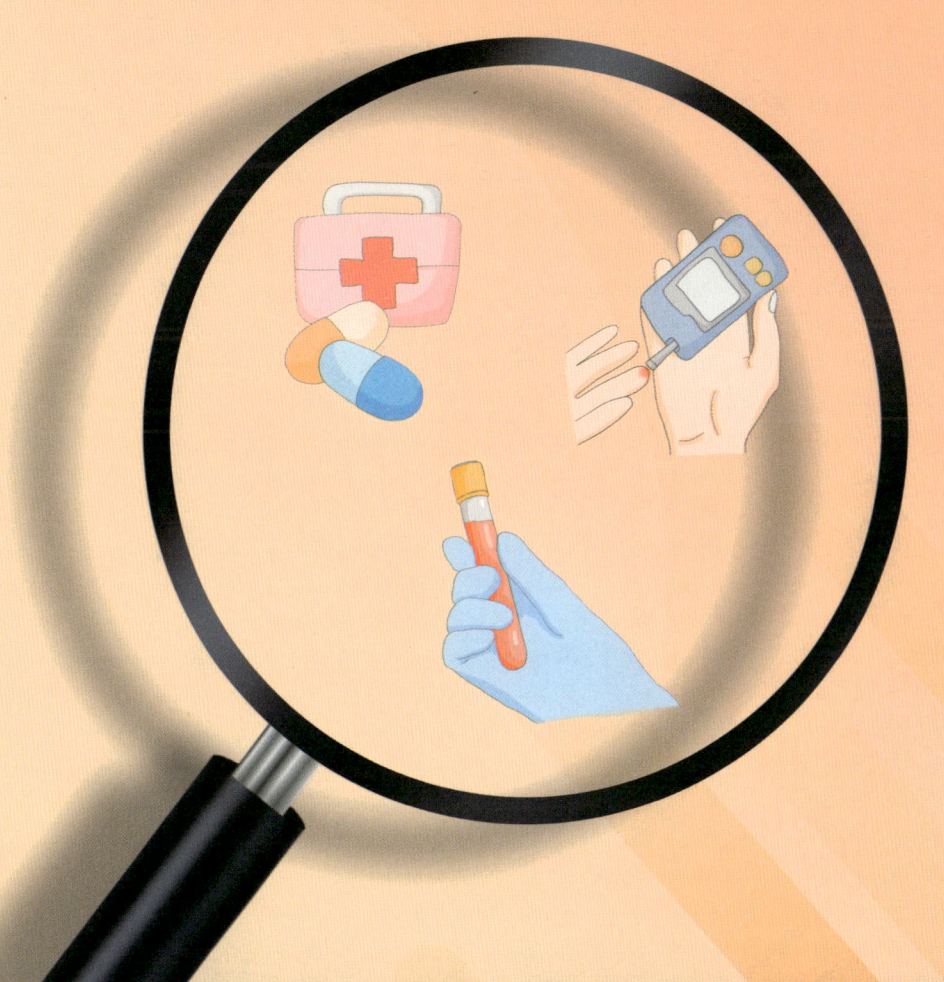

第四部分　肾病患者的生活健康

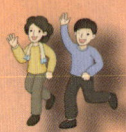

1. 服药与健康生活方式能降低血肌酐吗？

对于慢性肾病患者来说，服药和健康生活方式都不能使血肌酐下降，因为慢性肾病是无法完全治愈的，只能缓解病情避免恶化，但是不按时服药、不健康的生活方式会使血肌酐快速增高。

因此，慢性肾病患者服药和保持健康生活方式主要是为了使血肌酐不继续升高。患者可以口服药用炭、复方α-酮酸或中药，以及做结肠透析等排出身体内的有毒物质。患者也可以通过调整饮食使血肌酐不升高，如选择低盐（即24 h内盐摄入量＜3 g）、低脂的食物；还可以选择含优质蛋白质的食物，如瘦肉、鸡肉、蛋、奶等；同时建议避免吃含钾量高的食物，如香蕉、橘子、蘑菇、圣女果等。

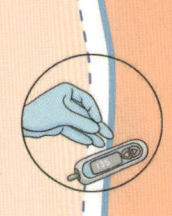

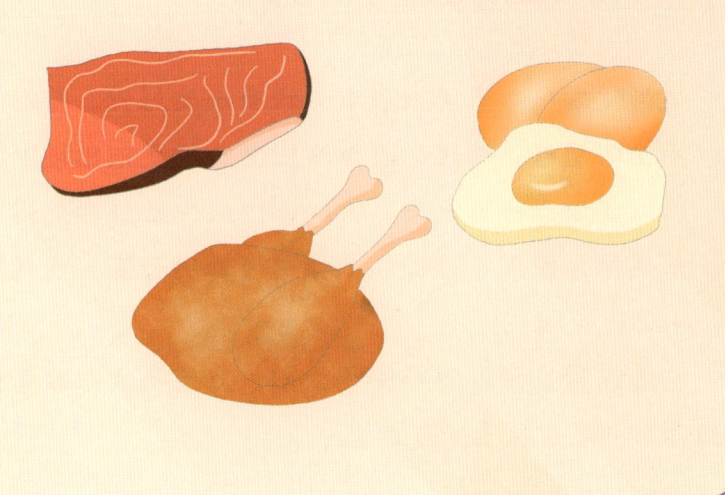

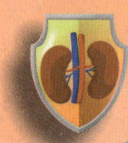
泌尿系统健康的那些事

2. 肾病患者做运动有哪些注意事项？

肾病患者自我感觉良好时可以适当做些运动，但在发热或感冒后要注意痊愈2天以上才可恢复运动；空腹时不要运动，运动宜在餐后2h后进行；运动之前要先热身，活动四肢；要根据季节和环境调整运动方式与运动时间，运动时要适当增减衣物，穿适合环境温度的宽松、舒适、透气的衣物；运动前后都要测脉搏和血压；锻炼强度由弱到强过渡，量力而行，体质差的患者运动量小些、时间短些，体质强的患者运动量可适当增加、时间可长些。

肾病患者做运动还要持之以恒，这样才能有效果，切忌操之过急或半途而废。

3. 肾病患者外出需不需要防晒？

适当晒太阳对于肾病患者来说有一定好处。特别是肾功能不全的患者，往往会因为维生素D缺乏而出现低钙血症，所以要适当晒晒太阳，增加体内维生素D和促进钙吸收。单纯晒太阳并不能确切地使患者血钙升高，但是可以促进机体钙吸收。

狼疮性肾炎患者要避免晒太阳，直接晒太阳或者受紫外线照射可能引起狼疮的活动。

第四部分　肾病患者的生活健康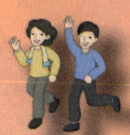

4. 肾病患者可以接种疫苗吗?

如果肾病患者（包括透析患者）身体状况比较好是可以接种疫苗的。比较推荐肾病患者选择灭活疫苗，其不含活病毒，安全性较高。要注意，如接种疫苗前肾病患者有感染或发烧等问题则不能接种疫苗。肾病患者通常免疫力低下，对病毒和细菌的抵抗力差，接种疫苗可以提高患者免疫力。

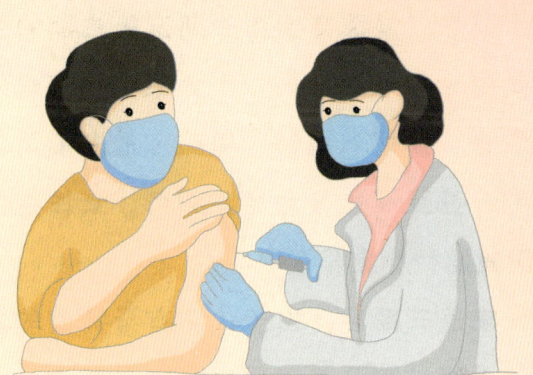

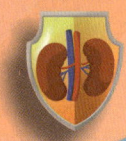

泌尿系统健康的那些事

5. 熬夜、感冒、劳累会加重肾病吗？

生活不规律、过度劳累、熬夜及受凉感冒等会使肾病患者免疫系统功能紊乱，肾长期处于超负荷的工作状态（夜间超负荷工作）而加重肾的负担，以及出现血压升高、心脏功能不稳定、尿蛋白增高等。为了避免肾病的复发和加重，患者应养成良好的生活习惯，避免出现劳累、熬夜的情况，同时还应注意保暖，避免受凉，外出时戴口罩。

6. 肾病患者能生育吗？

一般情况下，慢性肾病第一期至第三期的患者若病情持续稳定是完全可以生育的，但如果病情还未缓解，最好暂时不要生育。病情未缓解、用药可能影响男性精子活力和女性排卵，甚至可能导致胎儿畸形，女性在妊娠期还可能出现病情复发和加重等情况。

慢性肾病第三期后，由于体内有毒物质的影响和激素分泌异常，患者性欲可能下降，会对性生活和生育有一定影响，透析和肾移植后情况可能有部分缓解。相对而言，女性患者比男性患者更易受到影响。

第四部分　肾病患者的生活健康

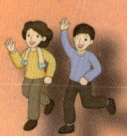

7. 保健品能补肾吗?

选择保健品首先要认定国家食品药品监督管理局批准的保健食品标志——"蓝帽子"。保健品能调节人体机能，但不以治疗疾病为目的，要根据机体的具体情况选择。很多保健品都需要经过肾代谢，慢性肾病患者应用保健品要慎之又慎，不然不仅不能补肾，反而可能伤肾。一些有助于抗氧化、调血脂等的保健品，在不影响肾代谢的前提下肾病患者可考虑应用，应用前应咨询医生。

保健食品
国食健字×××××
国家食品药品监督管理局批准

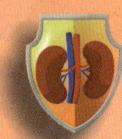
泌尿系统健康的那些事

8. 肥胖者也会得肾病吗？

肥胖不仅可以作为一种独立的致病因素引起肾损伤，还能使原有的肾病加重甚至发展为终末期肾病。肥胖导致肾损伤的机制比较复杂。有研究认为，肥胖主要通过高血压、高血糖、高血脂、高尿酸血症这4种因素损害肾，同时这4种因素之间相互影响，形成恶性循环。

肥胖不仅会引起肾损伤，长期处于肥胖状态还会加重代谢综合征，引发心血管等其他系统的疾病。心血管疾病是慢性肾病患者主要死亡原因之一，所以肥胖的慢性肾病患者应从合理饮食、有氧锻炼、药物应用等多方面共同调整，在身体允许的情况下适当减轻体重，尤其是控制向心性肥胖。肥胖的糖尿病肾病患者更应进行早期干预，全面控制好血压、血糖、血脂，将代谢状况控制在合理水平。

第四部分　肾病患者的生活健康

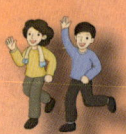

9. 肾病患者如何选择低蛋白主食？

　　为了减轻肾的负担，减少生物利用率相对较低的植物蛋白的摄入，肾病患者应该限制米类、面类等含有较多植物蛋白的食物的摄入量，采用小麦淀粉（或其他淀粉）作为主食代替米类、面类，也可选用马铃薯、藕、山药、芋头等富含淀粉的食物替代普通主食。

　　一些食品在生产时会采用特殊种植技术或生物加工技术等手段使其中的蛋白质含量降低，同时去掉其中的磷、钾等矿物质。这类食品非常适合合并高磷血症、高钾血症的慢性肾病患者食用，如低蛋白大米、低蛋白面条、低蛋白面粉等。

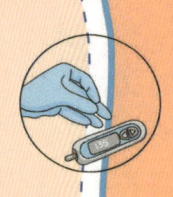

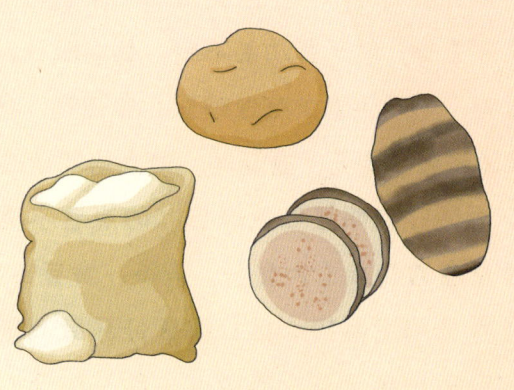

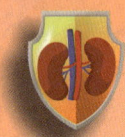

10. 肾病患者可以吃蛋、奶、大豆等食物吗？

肾病患者可以适当摄入蛋、奶及奶制品等，其中含有丰富的优质蛋白质、维生素A、B族维生素、铁、锌等，是平衡膳食的重要组成部分，也是人体营养的重要来源。大豆及大豆制品对于肾功能不全的患者而言，磷含量会偏高一些，而且其蛋白质含量并不如蛋、奶，但是其含有大量人体必需脂肪酸、维生素E及大豆异黄酮、植物固醇等，尤其是豆浆、豆腐等经过加工后，除掉了其中一部分钾、磷，肾病患者少量吃是可以的。

11. 肾病患者可以吃蔬菜吗？

对于多数肾病患者来说，只要避免吃腌制的蔬菜即可，其他新鲜蔬菜都能吃；对于肾功能不全，且血肌酐、血尿酸都较高的肾病患者，一般建议少吃含钠量、含钾量、含磷量高的蔬菜，如紫菜、海带、香菇、蘑菇等，避免给肾造成代谢负担。

有肾小球滤过率明显降低等症状的患者不建议吃嘌呤含量高和含钾量高的蔬菜（如香菇、芦笋、黄豆芽等），因摄入这类蔬菜过量易引发高钾血症，有可能导致心律失常；也不建议长时间吃同一种蔬菜，要遵循多种搭配原则；烹饪过程中注意少盐、少油，烹饪前用热水烫洗蔬菜可除掉其部分钾。

第四部分　肾病患者的生活健康

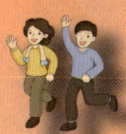

12. 肾病患者是不是应该少吃盐？

　　肾病患者吃盐过多会造成水肿，还会引发高血压，并且会导致降压药疗效下降。部分肾病患者没有水肿、高血压情况，可不用严格限制盐的摄入量，但也不宜吃过多盐，因为盐中所含的钠离子会加重肾负担。低盐饮食要求每日盐的摄入量控制在 3 g 以下。肾病患者如果出现明显水肿或高血压时，应该禁盐。一般急性肾炎初期、慢性肾炎急发期、慢性肾衰竭并伴有高血压及水肿时要严格禁盐。

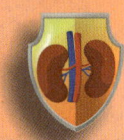

13. 肾病患者是否需要注意各种调味品的摄入量？

酱油、生抽、老抽、鸡精、味精、醋、豆瓣酱等调味品中都含有盐，食物中如果加了这些调味品就需要少放食盐了。肾病患者需要格外注意这些"隐形盐"的摄入量，它们很容易被忽略。肾病患者可选择葱、姜、蒜等来改善菜肴味道，食用时注意新鲜、干净即可。辣椒也可以调味，但要选择合适辣度的新鲜辣椒，不要选择制作好的辣椒酱等调味品。

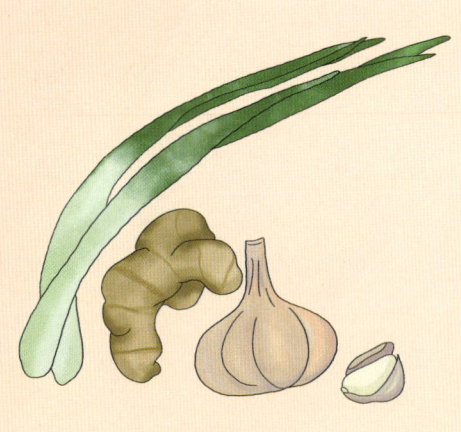

第四部分　肾病患者的生活健康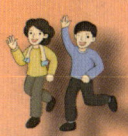

14. 肾病患者需要少喝水吗？

高度水肿、少尿（每日排尿量低于 400 mL）、无尿的肾病患者，喝水后身体不能正常排泄水分，会加重水肿，甚至会影响其他器官。透析患者往往会出现尿量减少、无尿的情况，可以根据尿量饮水，在前一天尿量基础上增加 300～500 mL 则为当天的饮水量。

对于尿量基本正常的肾病患者，饮水量不用太过限制，甚至部分患者需要增加饮水量。例如，发烧、腹泻，或者是运动后出汗多、血尿酸高、有泌尿系结石等的患者，多饮水可帮助其身体正常排泄。但肾病患者夜间应适当少喝水，睡前喝水容易起夜，影响睡眠质量。

若天气慢慢转凉，出汗量减少，喝与天热时喝的同等量的水尿量会增多，这是正常的，无须过分担忧。

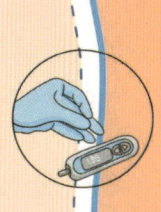
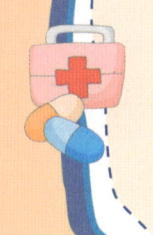

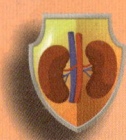

泌尿系统健康的那些事

15. 肾病患者能喝饮料吗？

生活中常见的各种汽水、果汁的含糖量都很高，可能会增加痛风、糖尿病的发生风险，增加肾的负担；这类饮料里都会添加一些防腐剂，其中的钠盐、磷均会增加肾的负担。因此，不推荐肾病患者喝饮料。

咖啡中含有咖啡因，会让人兴奋，导致心跳加快、夜间失眠等，一般不推荐肾病患者饮用；在透析过程中若出现反复的低血压等特殊情况，可以遵医嘱适量饮用咖啡。

茶可能会影响机体对铁的吸收，因此不建议肾病患者喝茶，如果要喝可以适量喝些比较淡的茶，比如金银花茶、枸杞茶、菊花茶等。

肾病患者可以根据血糖情况选择饮用蜂蜜水。

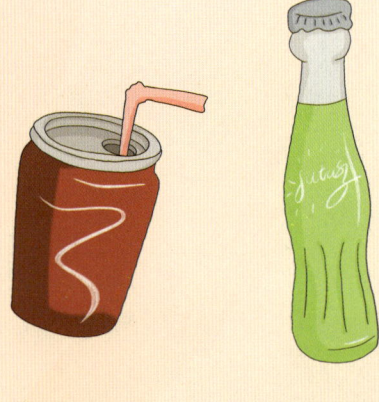

第四部分　肾病患者的生活健康

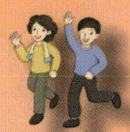

16. 肾病患者可以喝酒吗？

酒精会影响机体的氮平衡，增加蛋白质的分解，从而导致血液中尿素氮含量增高，增加肾代谢负担。当药物和酒精同时进入体内时，它们会竞争代谢酶，导致任意一方代谢减慢，增加其在体内的浓度。啤酒中的啤酒花有利尿作用，也会增加肾的负担。喝酒还会使血尿酸升高，对肾代谢不好的人来说是雪上加霜。因此，对肾炎、肾功能不全患者来说，喝酒是绝对禁止的。

17. 吃"腰子"能补肾吗？

我们平时说的吃的"腰子"多指可食用的动物的肾。"吃'腰子'补肾"只是一种民间传言，中医或西医中并没有这种理论。不论是吃猪肾、羊肾、牛肾还是吃其他动物的肾，对肾病患者的肾都没有直接"治疗"效果，不存在补肾或者强肾的作用。

"腰子"只是一种食物，对健康人群而言，其富含蛋白质、维生素、铁、磷、硒等，营养价值较高，但是对肾病患者而言，过量吃不仅没有好处，反而有引发高尿酸、高胆固醇的风险。因此，不建议肾病患者吃"腰子"。

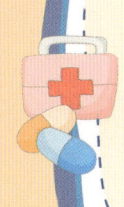

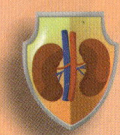

泌尿系统健康的那些事

18. 肾病患者选择食物时有哪些要注意的?

对于肾病患者来说,容易引发高钾血症的水果、蔬菜要谨慎吃,如冬枣、椰子、香蕉、菠萝蜜、山楂、桂圆、榴莲、樱桃、石榴、菌、菇与马铃薯等;含盐量高的食物不建议吃,如咸瓜子、话梅、肉干、泡菜、咸鱼、腊肉、辣椒酱、豆瓣酱等;可能引起过敏的食物不能吃,如海鲜、鸡蛋、芒果等;动物内脏、炖(煨)汤(如鱼汤、肉汤与排骨汤等)、肥肉、火锅等中含有大量的脂肪、盐、磷,动物内脏还可能存在重金属含量超标的问题,可能会加重肾损伤,不建议多吃。如果肾病患者合并缺铁性贫血,则可以遵医嘱适量食用动物内脏来补充铁。

第四部分　肾病患者的生活健康

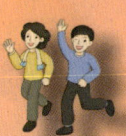

19. 如何判断是否水肿？

肾病患者可以通过感受、观察、按压、比较等方法来判断是否水肿。①感受法：自我感觉局部是否有紧绷、胀的感觉，如有提示可能有水肿。②观察法：查看皮肤上日常存在的凹陷、纹路等是否继续存在，如日常存在的凹陷、纹路消失，提示可能有水肿。③按压法：用拇指指面按压自觉肿处，如小腿内侧前缘、眶上等部位，按压力度以指甲前缘稍微变白为度，如按压处出现凹陷，有时可能短时间内不能恢复，则提示水肿可能性大。④比较法：双侧比较及与身边健康人群比较，查看是否存在水肿可能；也可以在不同时间段、以不同姿势观察肢体是否水肿，例如晨起和下午比较同一个部位确定是否存在水肿；比较时还需要注意水肿与肥胖的区别。

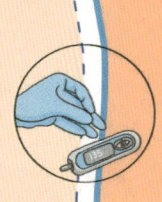

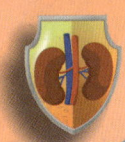

20. 水肿患者日常生活中怎么护理？

严重水肿者和心功能不全、肝功能不全、肾功能不全伴水肿者，宜多休息，以增加肝血流量、肾血流量，这样有助于水肿消退，但是不能持续不动，避免形成血栓；轻度水肿者的一般活动对其身体并无影响。阴囊水肿者可用阴囊托带托起阴囊，有助于水肿消退。下肢水肿者可抬高下肢缓解水肿。原则上应给予水肿患者低盐饮食，在短期内给予严重水肿者无盐饮食。水肿患者每日饮水量为在前一日尿量的基础上增加 300～500 mL。同时，水肿部分要加强局部皮肤护理，防止破溃，避免长时间保持同一个体位形成局部压疮。

第四部分 肾病患者的生活健康

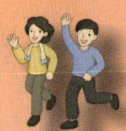

21. 肾病患者严格管理饮食后出现便秘怎么办？

由于水分摄入量受限制、粗纤维食物摄入量减少、体力活动减少使肠道蠕动变慢、食用药物等，肾病患者非常容易出现便秘。对此，可以从饮食、运动、药物等方面着手改善。肾病患者可以将蔬菜焯水后再加工，每日的摄入量为 300～500 g，也可以每日摄入膳食纤维粉 25～35 g；每日应该适当运动，既有利于血糖、血压的控制，又有利于肠道蠕动，可以选择运动强度不大的户外运动或者室内运动，如跳广场舞、散步、做八段锦等；在多种方法效果都不好的情况下，可以选择一些缓泻药物，如开塞露、乳果糖等。

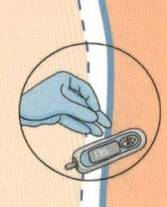

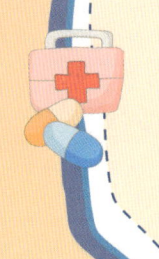

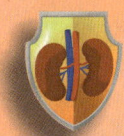

泌尿系统健康的那些事

22. 肾病患者如何减少磷的摄入量？

肾病患者肾排泄磷减少，摄入的磷会在体内不断堆积，导致血磷升高，出现皮肤瘙痒、骨折、骨痛、抽搐、软组织或关节钙化、骨质脆弱、心血管病变等，血磷每升高 1 mg/dL，患者肾衰竭和死亡风险就会急剧增加。因此，肾病患者要注意磷的摄入量。

以下方法可以减少磷的摄入量：用温水浸泡食物，如用温水浸泡大米后再反复搓洗可以去掉部分磷；米、面等主食适当用小麦淀粉或大米淀粉替换；食用鲜牛奶而非奶粉，因为鲜牛奶的含磷量比奶粉的含磷量少；瘦肉先用白水煮透沥干或适度挤干肉中的水分后再用于做菜；不吃零食，避免喝饮料；避免吞入牙膏或漱口水；减少外出就餐次数，少点外卖。

第四部分　肾病患者的生活健康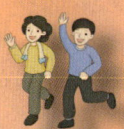

23. 慢性肾病有哪些保守治疗方法？

慢性肾病的治疗主要分为保守治疗和替代治疗。

慢性肾病的保守治疗指根据患者肾功能给予其低蛋白、优质蛋白饮食，以及给予复方α-酮酸辅助治疗，同时控制其血压、血糖，干预高血压、糖尿病等慢性肾病的相关原发病，防治慢性肾病的各种并发症。若患者贫血，需要给予患者促红细胞生成素治疗；若患者出现代谢性酸中毒，需要给予碳酸氢钠口服治疗；若患者出现低钙血症、高磷血症，则要结合甲状旁腺激素水平给予骨化三醇治疗。

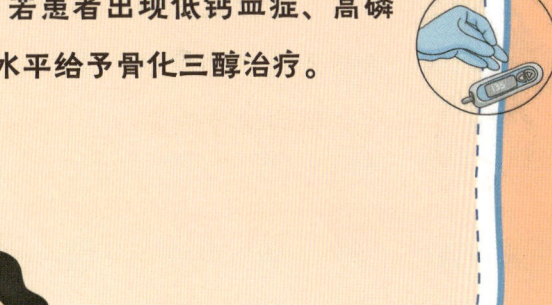

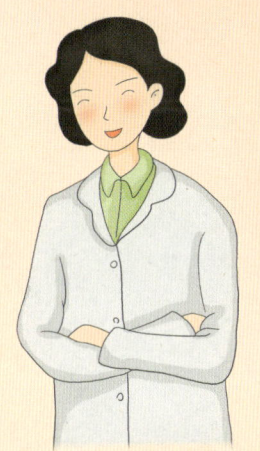

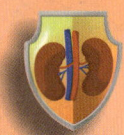
泌尿系统健康的那些事

24. 慢性肾病有哪些替代治疗方法？

慢性肾病的替代治疗包括透析和肾移植。替代治疗实际上就是在患者的肾衰竭而无法正常工作以后，使用其他人造的设备等来替代原有肾工作。透析包括血液透析、腹膜透析、结肠透析，需要结合患者身体情况及经济状况确定具体治疗方案。肾移植者需要长期应用抗排异药物。替代治疗并不能做到完全替代原有肾的功能，只能做到部分替代。治疗过程中可能会出现的各种并发症，如贫血、矿物质及骨代谢紊乱、皮肤瘙痒、感染等，也是替代治疗期间主要的治疗内容。

第四部分　肾病患者的生活健康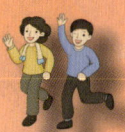

25. 延缓慢性肾病发展的措施有哪些？

措施一：

（1）对早期慢性肾病要根据病理情况积极治疗相关原发病（如高血压、糖尿病等），这是影响慢性肾病进程的主要措施之一。高血压、高血糖、高血脂等在肾病患者中普遍存在，这些因素既是加速慢性肾病患者肾功能减退的重要因素，又是慢性肾病患者发生心血管疾病的主要危险因素。正确、积极地治疗高血压、高血糖、高血脂可以阻止或延缓慢性肾病患者肾功能减退，降低心血管疾病等并发症的发生率和死亡率。

（2）降低尿蛋白对延缓慢性肾病发展和降低心血管疾病发生风险也很有益处。可根据每个患者的具体情况，选用不同的降低尿蛋白的治疗方法，如用糖皮质激素、各种免疫抑制剂及"沙坦"类药物、"普利"类药物等。

措施二：

（1）预防感染对慢性肾病患者也很重要，如呼吸道感染、胃肠炎、尿路感染等都可能加速肾功能减退。一旦出现感染，应及时就医，选择敏感抗生素加以控制。

（2）避免应用肾毒性药物。各种解热镇痛药（阿司匹林、对乙酰氨基酚等）、氨基糖苷类抗生素、含马兜铃酸的中药（中药不等于安全、无毒）都有可能造成肾损伤，慢性肾病患者应避免应用。

（3）避免劳累、熬夜，避免过度运动。慢性肾病患者

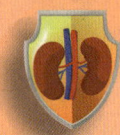

泌尿系统健康的那些事

应养成良好的生活习惯。同时，适当运动可提高机体免疫力，但要注意不能过度。

措施三：

（1）纠正代谢性酸中毒。肾功能减退以后，机体酸性物质的排泄减少，会出现或轻或重的酸中毒，可适当应用碱性药物中和，如每日口服适量碳酸氢钠片。

（2）纠正贫血。贫血是慢性肾病常见的并发症之一。贫血会影响体内组织氧的供应及利用，并使心输出量增加，患者常表现为疲倦、呼吸困难，还会出现心脏扩大、心室肥厚、心绞痛、心力衰竭、脑供血不全、认知功能减退、免疫功能受损等症状，严重影响预后及生存质量。

（3）纠正钙、磷代谢异常。慢性肾病患者会出现钙吸收减少、磷排泄减少引起的高磷低钙现象，并导致甲状旁腺功能亢进，因此要及早干预、规范治疗、及时复查。

措施四：

（1）当肾小球滤过率＜60 mL/min时应实施低蛋白饮食治疗。低蛋白饮食不仅可以改善高磷血症等并发症，还可以有效延缓肾功能减退。低蛋白饮食主要包括减少豆制品的摄入量，适量摄入瘦肉、蛋、奶等含优质蛋白质的食物。

（2）控制饮食中的磷摄入，避免吃坚果、加工食品、芝麻酱等含磷量较高的食物或喝碳酸饮料等。

（3）注意低盐、低钾饮食。每日盐摄入量控制在3 g以内；避免摄入含钾量较高的食物，如橘子、香蕉等。

（4）建议保持低嘌呤饮食，避免动物内脏、海鲜、高汤等高嘌呤食物的摄入。

第四部分　肾病患者的生活健康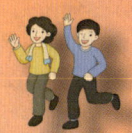

26. 急性肾炎与慢性肾炎有什么区别？

急性肾炎通常指急性链球菌感染后肾小球肾炎，慢性肾炎是一组临床表现为慢性肾炎综合征的原发性肾小球疾病，两种疾病都可出现血尿、蛋白尿、水肿、高血压及肾功能受损。急性肾炎起病急，部分患者能自愈，可根据患者情况给予利尿消肿、控制感染及控制血压等对症支持治疗，再等待肾功能的完全恢复即可，预后比较好；慢性肾炎起病隐匿且病情迁延，一般很难治愈，主要是给予抗血小板聚集、控制血压、降低尿蛋白等治疗，使病情处于稳定状态，延缓病情发展。

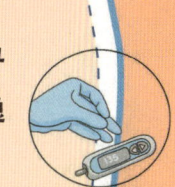

27. 急性肾衰竭与慢性肾衰竭有什么区别？

急性肾衰竭起病急，可由休克、中毒等引起，病情较轻者一般经过治疗后能恢复正常的肾功能，少数患者若治疗不及时会发展为慢性肾衰竭。由自身免疫病引起的急性肾衰竭一般会快速发展为尿毒症，危及患者生命。

慢性肾衰竭患者的肾功能受损是不可逆的，是一个迁延的过程，是肾的功能不能正常维持机体内环境稳定而引起的全身多系统损害，病程后期可能会发展为尿毒症，需要进行替代治疗。

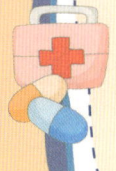

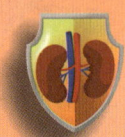

28. 为什么肾病患者常常合并高血压？

肾病容易导致交感神经兴奋及内分泌功能失调，从而释放出更多的收缩血管的激素，血管收缩血压就会升高。肾是主要的排水器官，若肾功能受损，体内的水分排泄会受阻碍，血管内的水分就会增多，血压就会升高。肾缺血会提示心脏用力泵血，心脏泵血增加，血压就会随之升高。

肾病容易引起高血压，高血压也容易引起肾病，形成恶性循环。

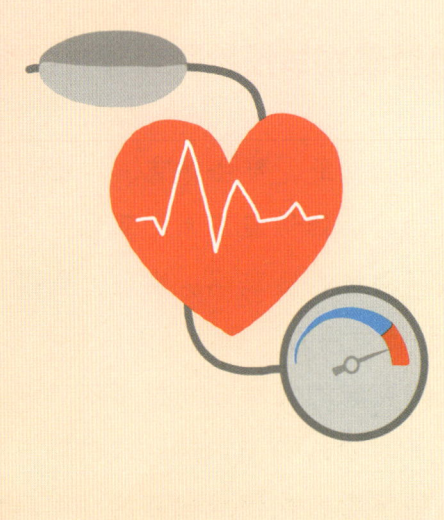

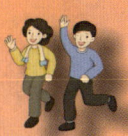

第四部分 肾病患者的生活健康

29. "沙坦"类药物和"普利"类药物对肾的保护机制是什么？

药名中含有"沙坦"和"普利"的药物是两类作用机制类似的降血压的药物，其在降血压的同时可通过降低肾内部压力改善肾小球的滤过功能，减少蛋白尿，减轻肾的工作量。这两类药物还可以保护肾的正常细胞，抑制无用细胞的增殖，减轻肾的炎症。一般为了达到较好的效果，在机体耐受的状态下，这两类药物的应用可调整到最大剂量。

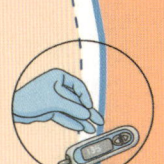

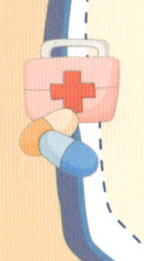

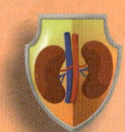

30. 为什么控制血糖对肾健康这么重要？

血糖长期持续升高，对肾的组织细胞结构、功能会造成损伤，可引起肾小管损伤，导致肾滤过功能异常，最终出现蛋白尿。长期处于高血糖状态会导致肾纤维化、硬化，甚至发展为肾衰竭、尿毒症，体内蛋白质大量流失也会引发低蛋白血症。

因此，血糖高的患者要及时前往医院做相关检查，排查糖尿病的可能，并在医生指导下应用相应降血糖药物，日常也要注意检测血糖。

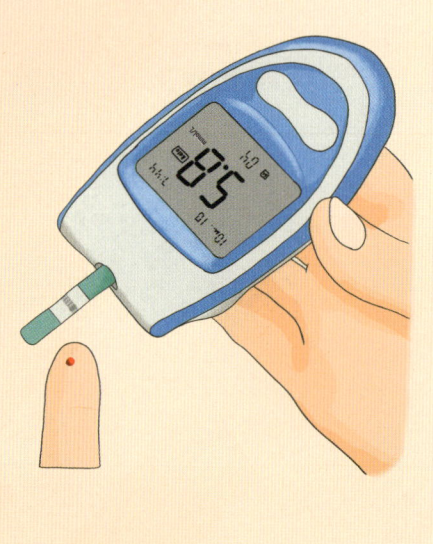

第四部分　肾病患者的生活健康

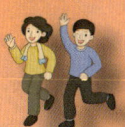

31. 为什么控制血压对肾健康这么重要？

高血压指在未应用降压药的情况下，非同日3次测量血压，收缩压≥18.7 kPa（140 mmHg）和（或）舒张压≥12 kPa（90 mmHg）。高血压对肾的伤害不是突然造成的，而是一个持续发生的过程。高血压损害肾的主要机制：较高的血压会造成肾小球的硬化、萎缩；会损伤血管内皮，形成粥样硬化造成血管狭窄，使肾血流量下降；会增加血管壁的通透性，对肾的滤网系统造成破坏，使蛋白质漏出。

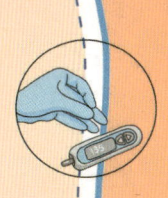

肾受到的这些损伤往往是不可逆的，因此，高血压患者一定要重视肾功能的保护，控制好血压，并定期检查肾功能。

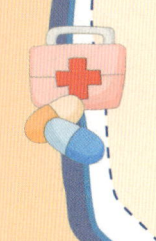

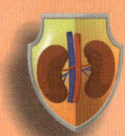
泌尿系统健康的那些事

32. 为什么控制尿酸对肾健康这么重要？

高尿酸除了会诱发痛风以外，对肾的影响也不容忽视。长期尿酸偏高而不控制可能会引发尿酸性肾病。血尿酸高会导致尿酸形成结晶或结石，沉积在关节、肾等处，导致肾损伤、肾纤维化等问题。

高尿酸患者除了要定期检查尿酸以外，还应该注意尿液情况，如果出现夜尿增多、低比重尿、小分子蛋白尿等情况，则提示可能存在尿酸性肾病。慢性尿酸性肾病一经发现就应该注意加强对尿酸的控制，如果通过生活方式干预调节不良，则应考虑服药控制尿酸，通常建议把血尿酸控制到 300 μmol/L 以下，但不要低于 180 μmol/L。

第四部分　肾病患者的生活健康

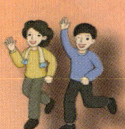

33. 为什么控制血脂对肾健康这么重要？

高血脂若长期得不到有效控制，会导致肾血管壁损伤、血管动脉硬化，使肾缺血、萎缩，甚至发生肾小球硬化。高脂血症还可使脂质在肾小球内沉积，引起或加重炎症反应，导致肾组织损伤。

因此，避免高脂饮食（如摄入油炸食物、蛋糕等），积极控制高脂血症，是保护好肾的重要方法之一。

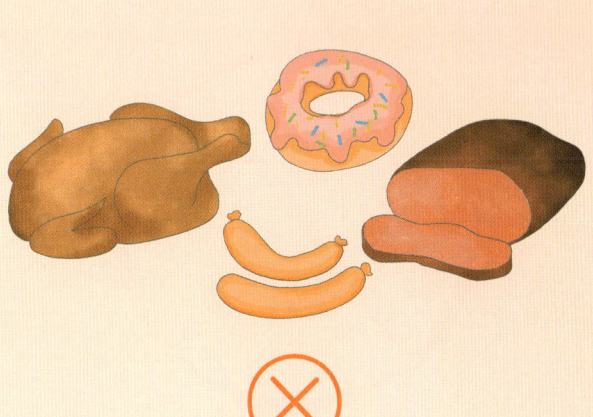

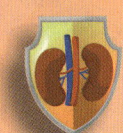

泌尿系统健康的那些事

34. 为什么控制吸烟对肾健康这么重要?

吸烟对肾健康也是有一定危害的。香烟中的尼古丁会使交感神经兴奋,导致血压升高,引起血流动力学改变,造成肾损伤。另外,香烟中还含有会损伤肾血管的物质,长期吸烟会导致体内蛋白质丢失,并且容易使肾内形成微小的血栓,引发严重后果。因此,我们应当尽量戒烟,保护好肾。

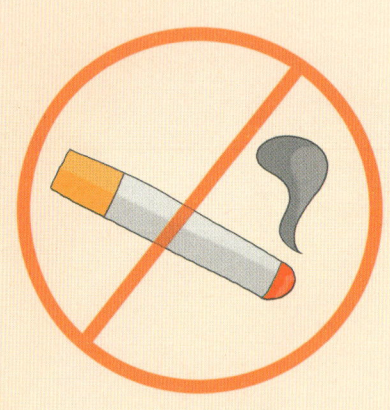

第四部分　肾病患者的生活健康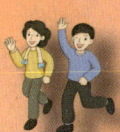

35. 哪些药可能会伤肾？

常见肾毒性药物包括肾毒性抗生素、解热镇痛药、部分中药。

会导致肾损伤的抗生素主要包括氨基糖苷类抗生素、喹诺酮类抗生素，如链霉素、庆大霉素、氧氟沙星、环丙沙星等，肾病患者应尽量避免应用这些抗生素。

解热镇痛药主要包括对乙酰氨基酚、芬必得等，应用这类药物可能导致肾间质和肾小管损伤。日常生活中肾病患者若出现感冒、头痛等，不要自行应用相关感冒药、止痛药，一定要咨询医生后再用药。

部分中药是有毒的，如砒霜里的成分对白血病有较好疗效，但是它的毒性较为强烈，患者不可自行应用，要在医生的指导下应用。有些中药（包括马兜铃、关木通、防己等）需要通过肾代谢，可能会对患者的肾造成药物性损伤。因此，肾病患者应用中药前要咨询专科医生。

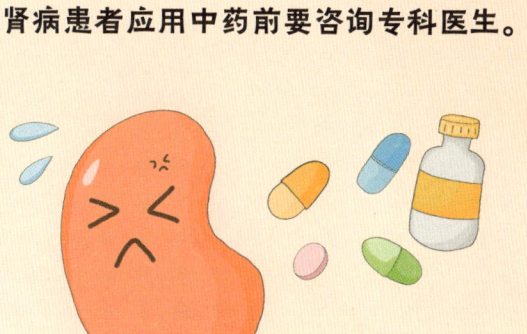

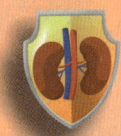

36. 慢性肾衰竭的常见并发症有哪些?

肾可分泌促红细胞生成素,肾衰竭以后,促红细胞生成素分泌减少,便会引起肾性贫血。肾缺血、激素分泌异常会导致肾性高血压,甚至可能引发尿毒症性心包炎、尿毒症性心肌病。肾衰竭以后,钙的吸收变少、磷的排泄减少,会导致骨质疏松、钙磷代谢异常、继发性甲状旁腺功能亢进等并发症。同时,体内的有毒物质若不能从肾排泄,就可能从皮肤排泄,从而出现皮肤瘙痒症状。肾排钾减少,可引发高钾血症。慢性肾衰竭患者体内有毒物质太多,会影响大脑,可能引发精神系统症状,如抑郁症、尿毒症脑病等。

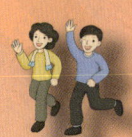

37. 肾上腺皮质激素治疗肾病的作用机制是什么?

肾上腺皮质激素治疗肾病的作用机制主要有以下2个方面。

（1）抗炎作用。肾上腺皮质激素对各种原因引起的炎症及炎症的各个阶段都有明显的非特异性抑制作用。在炎症早期，肾上腺皮质激素能促使炎症部位的血管收缩，毛细血管通透性降低，渗出、充血、肿胀减轻；在炎症后期，肾上腺皮质激素能抑制成纤维细胞增生和肉芽组织形成，减轻炎症部位的粘连和疤痕形成，减少后遗症。

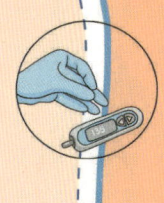

（2）免疫抑制作用。肾上腺皮质激素既不能降低细胞免疫，也不能减轻体液免疫，但它可通过抑制免疫细胞间的信息传递，使机体免疫反应受到抑制。

（3）肾上腺皮质激素对儿童生长发育和细胞分裂的影响：长期大剂量应用肾上腺皮质激素会干扰或延缓儿童生长发育；它还会阻止细胞分裂，抑制DNA（deoxyribonucleic acid，脱氧核糖核酸）合成。

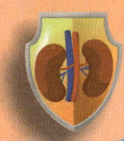

38. 应用肾上腺皮质激素治疗肾病会出现哪些不良反应?

应用肾上腺皮质激素治疗肾病会出现的不良反应如下:

(1) 库欣综合征:表现为满月脸、水牛背、向心性肥胖。

(2) 继发性糖尿病:胰腺外分泌疾病(如胰腺炎、胰腺癌等)、内分泌疾病(如嗜铬细胞瘤、肢端肥大症等)等会引起继发性糖尿病。

(3) 水钠潴留:表现为高血压、高度水肿。

(4) 电解质紊乱:主要表现为钾、钠、氯、钙含量异常。

(5) 消化道反应:表现为消化道溃疡、穿孔或出血。

(6) 其他方面:骨质疏松、病理性骨折、伤口愈合不良,大剂量应用肾上腺皮质激素还会导致股骨头坏死。患者还可出现免疫力低下继发感染、肾上腺皮质功能减退,以及高眼压、青光眼等。

第四部分　肾病患者的生活健康

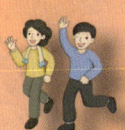

39. 应用肾上腺皮质激素治疗肾病有哪些注意事项？

长期应用肾上腺皮质激素治疗时，患者应该注意以下几点：

（1）清淡饮食，控制盐的摄入量，减少高糖、高脂肪零食等的摄入。

（2）应用肾上腺皮质激素严重的不良反应之一就是诱发和加重感染，因此患者要避免感染，注意口腔、耳、鼻、喉、肛门周围的情况，一旦出现发烧等情况，要及时去医院就诊；平时要加强锻炼，做好防寒、保暖的措施。

（3）定期检测血糖、血压、血脂，必要时要用药物控制。

（4）预防和减轻骨质疏松，最好配合服用维生素D和钙片，如果出现髋关节疼痛、活动受限，以及活动后骨质疏松症状更明显，要及时告知医生。

（5）注意眼部不适，谨防青光眼、白内障等。建议长期应用肾上腺皮质激素的患者每2个月进行1次眼科检查，一旦发现眼压升高或白内障等，需要逐渐减量或停用肾上腺皮质激素，并根据眼压水平给予降眼压药物。

（6）长期应用肾上腺皮质激素的患者千万别突然停药，否则可能造成肾上腺皮质功能不全，甚至死亡。

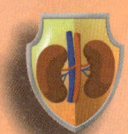

泌尿系统健康的那些事

40. 除肾上腺皮质激素外，不同类型肾病患者还可选择哪些免疫抑制剂？

（1）治疗肾病综合征的免疫抑制剂有环磷酰胺、环孢素、霉酚酸酯、硫唑嘌呤、他克莫司、来氟米特等。环磷酰胺是比较传统和经典的药物，是激素无效或产生依赖的肾病综合征患者常用的免疫抑制剂。

（2）对于微小病变和膜性肾病患者，如经济条件允许或患者有生育要求，可以应用环孢素或霉酚酸酯。新的临床试验结果表明，应用他克莫司治疗膜性肾病也有一定疗效。

（3）局灶性节段性肾小球硬化症患者多需要激素和环磷酰胺联合应用，如环磷酰胺无效或担心性腺毒性，可用环孢素。

（4）狼疮性肾炎及抗中性粒细胞胞质抗体相关性肾炎患者进行诱导治疗时可选择激素和环磷酰胺联合应用。在病情稳定时的维持治疗期间可以选用硫唑嘌呤，每日 1~2 mg/kg，但要注意此药如用至 100 mg/天，很多患者会出现白细胞减少的情况。在疾病尚未缓解期还可选用激素和吗替麦考酚酯联合应用，也可选用他克莫司。

（5）来氟米特最早被用于治疗类风湿性关节炎，近年来被尝试用于治疗狼疮性肾炎，也有学者尝试用于治疗 IgA 肾病和局灶性节段性肾小球硬化症。

（6）雷公藤多苷片是一种用从雷公藤中提取的脂溶性多苷成分制成的中成药，具有一定的免疫抑制作用。有些学者认为其对过敏性紫癜性肾炎患者和肾小球肾炎患者减少尿蛋白有一定疗效。但由于它会出现肝损害、性腺抑制、白细胞减少等不良反应，现在逐渐被"沙坦"类药物和"普利"类药物替代。

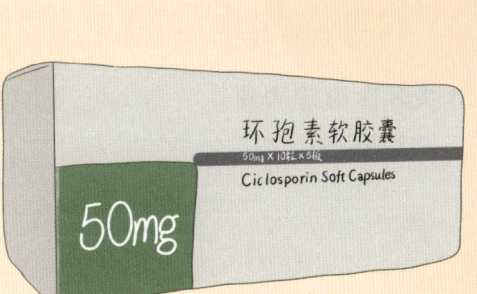

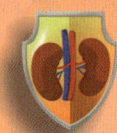
泌尿系统健康的那些事

41. 除肾上腺皮质激素外，应用其他免疫抑制剂治疗肾病有哪些常见的不良反应？

除肾上腺皮质激素外，应用其他免疫抑制剂（如环磷酰胺、硫唑嘌呤、环孢素、来氟米特等）可能会出现的不良反应：①骨髓抑制，可能引发粒细胞减少症或粒细胞缺乏症。②肝功能受损，使转氨酶升高。③性功能受损，尤其是男性，少数可出现不育。④脱发。⑤出血性膀胱炎，使患者血尿增多。⑥恶心、呕吐、食欲不振等胃肠道反应。因此，在应用上述免疫抑制剂期间，患者应定期做血常规检查观察白细胞的变化，同时要复查肝功能，一旦发现肝功能异常，应积极予以治疗，必要时暂停应用免疫抑制剂，待血常规和肝功能检查结果恢复正常以后再用；至于消化道症状，主要以对症治疗为主。

第四部分　肾病患者的生活健康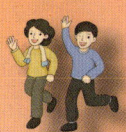

42. 如何预防慢性肾病变成慢性肾衰竭?

一级预防：又称早期预防，首先是增强自身体质，提高机体免疫力，平时注意规律作息，少熬夜，避免感染对肾造成损伤；其次是治疗可能造成肾损伤的原发病，如高血压、糖尿病、系统性红斑狼疮等，否则病情迁延可能引发高血压肾病、糖尿病肾病、狼疮性肾炎等。

二级预防：在肾病早期应积极治疗，延缓疾病发展，并避免可能造成肾衰竭的因素，如避免感冒、避免过度劳累等。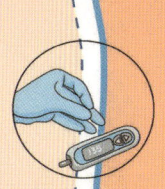

三级预防：已发展至慢性肾衰竭的患者应积极治疗，保持病情稳定，防止更严重的并发症（如心力衰竭、高钾血症、代谢性酸中毒等）出现而威胁生命。

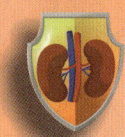

泌尿系统健康的那些事

43. 服用他克莫司、环孢素等药物时为什么不能吃柚子？

柚子中所含的呋喃香豆素、柚皮素、佛手柑素等活性成分能抑制人体内一种代谢酶的活性，从而影响他克莫司、环孢素等药物的代谢和排泄。若在服用克莫司、环孢素等药物时吃柚子，可能造成药物在体内大量蓄积，使药效过强，加重不良反应，甚至造成中毒。服药之前或者之后几小时内吃柚子也可能造成很大的危险，因此在服用上述药物时，最好是完全避免柚子的摄入。

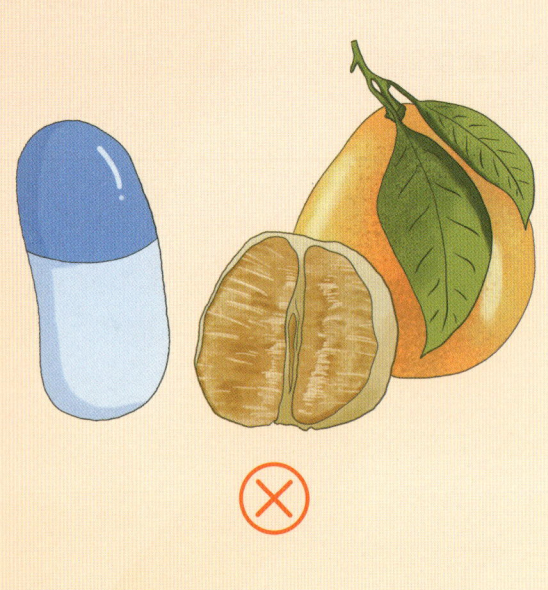

第四部分　肾病患者的生活健康

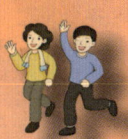

44. 肾病综合征有哪些并发症?

（1）感染：包括呼吸道感染、消化道感染、皮肤感染等。

（2）血栓栓塞：常见于下肢深静脉血栓、肺栓塞，表现为双侧下肢浮肿、不对称，甚至出现胸闷、气短、氧饱和度下降等。

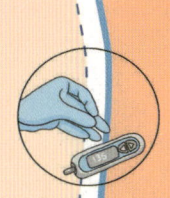

（3）急性肾衰竭：当肾病综合征患者出现大量蛋白尿、低蛋白血症，以及利尿剂用量较大或者联合应用肾素-血管紧张素-醛固酮系统阻断剂时，容易并发急性肾衰竭，表现为尿量减少、血肌酐快速升高等。

（4）电解质紊乱：如出现血钾下降、高钾血症、严重脂代谢紊乱，总胆固醇、低密度脂蛋白胆固醇明显升高时容易出现心血管并发症。

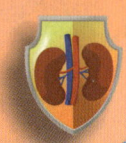 泌尿系统健康的那些事

45. 如何防治肾病综合征并发症?

（1）注意个人卫生，防止感染。肾病综合征患者由于有大量蛋白尿，体内的大量免疫球蛋白随尿液排出体外，血浆蛋白减少，会影响抗体形成。治疗肾病综合征时应用肾上腺皮质激素及细胞毒性药物会使患者免疫力下降，易发生感染（如皮肤感染、原发性腹膜炎、呼吸道感染、尿路感染等），甚至诱发败血症。因此，肾病综合征患者在应用肾上腺皮质激素及细胞毒性药物时，应尽量避免感染，防止病菌侵入，注意预防感冒，出门戴口罩，远离人群较多的公共场所，注意个人卫生，等等。

（2）出现髋关节疼痛应立刻就医。肾病综合征患者大多长期应用肾上腺皮质激素，加上合并高脂血症及血液高凝状态，易发生股骨头坏死。股骨头坏死常见的症状是髋关节疼痛，早期疼痛可为间歇性发作，随着病情发展可变为持续性疼痛，同时可伴有短缩性跛行、髋部活动受限等。股骨头坏死如果早发现且及时治疗，可有效控制病情发展。因此，肾病综合征患者一旦出现髋关节疼痛症状，应立即就医做相关检查，及时撤减肾上腺皮质激素用量，并积极控制高脂血症和血液高凝状态。

（3）适当运动，避免血栓形成。肾病综合征患者容易发生血栓，尤其是膜性肾病患者，其血栓发生率为25%～40%。

第四部分　肾病患者的生活健康

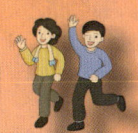

形成血栓的原因有水肿、活动少、高血脂等。为了避免血栓的形成，肾病综合征患者在应用药物的同时，应适量做些运动（如散步、打太极、跳广场舞等活动量比较小的运动），这样有助于促进血液循环。

（4）合理应用降压药，预防脱水。肾病综合征患者常处于低血容量或血液高凝状态，如发生呕吐、腹泻或应用降压药等，肾血流灌注量会骤然减少，进而使肾小球滤过率降低，导致急性肾衰竭。此外，肾间质水肿及蛋白浓缩形成管型堵塞肾小管等因素也可诱发急性肾衰竭。因此，肾病综合征患者要注意预防脱水，遵医嘱合理应用降压药。

（5）不能一点盐都不吃，以免电解质及代谢紊乱。反复应用利尿剂或长期不合理地禁盐，都可能使肾病综合征患者继发低钠血症。应用肾上腺皮质激素及大量利尿剂会使患者大量排尿，若不及时补钾，容易出现低钾血症。

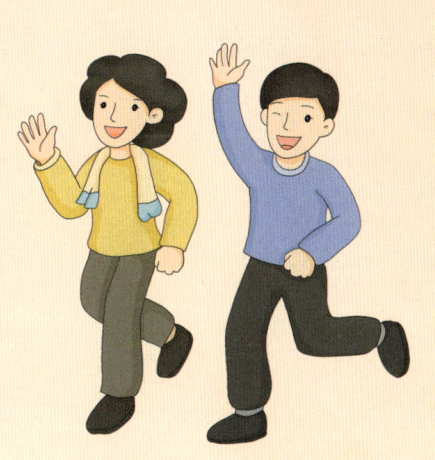

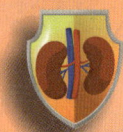

泌尿系统健康的那些事

46. 如何区别原发性肾病综合征与继发性肾病综合征？

要区别原发性肾病综合征和继发性肾病综合征，首先要看患者有没有高血压、糖尿病、慢性乙型肝炎、丙型肝炎、肿瘤等疾病；其次是通过肾穿刺活检电镜及光镜观察明确具体的病理类型。

对于原发性肾病综合征，一般应用免疫抑制剂治疗；对于继发性肾病综合征，一般以对症治疗为主，积极治疗原发病，控制病情发展，减少并发症。同时，患者要注意休息，避免劳累、感染，以免加重病情。

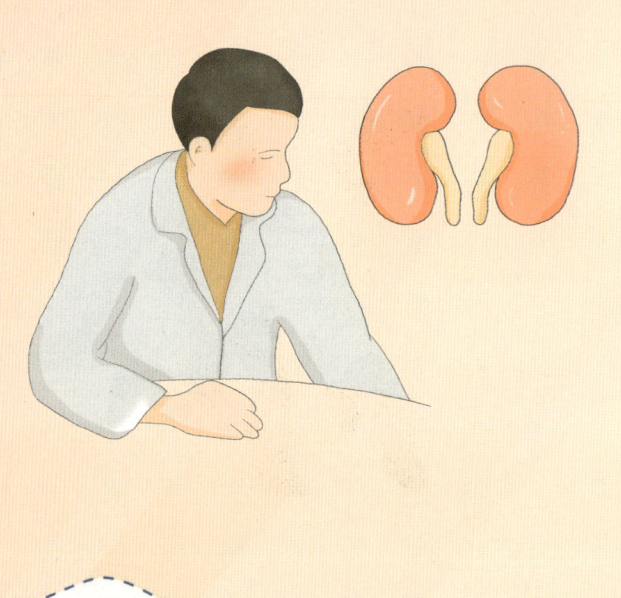

第四部分　肾病患者的生活健康

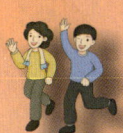

47. 血液透析是怎么回事？

正常情况下，肾的主要功能是滤过代谢废物及过多水分等，使其通过尿液排出体外。当肾衰竭时，肾会完全或几乎完全停止工作，血液透析就是用机器代替肾工作。血液透析大致的过程：一般通过穿刺静脉留置一个导管（用于抽血）或利用人工血管将血液从体内抽向透析器，通过透析器进行过滤后再将血液输送回体内，如此反复进行"清洗"，使血液"干净"。

48. 血液透析的造瘘与置管是怎么回事？

为了更好地将体内的血液抽向透析器，一般是抽大血管的血液，最常用的有2种方法。第一种方法：使用自身血管将动脉和静脉连接起来，使动脉中的血液流入静脉，这时静脉中血量会明显增加。这种方法通常被称为动静脉内瘘。第二种方法：将一种人工制作的管子通过颈部的静脉或者腹股沟深静脉放入患者的大静脉内。放入的管子包括供临时使用的临时管和供长期使用的长期管。第一种方法更安全，更有利于患者长期血液透析，相对并发症更少。

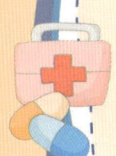

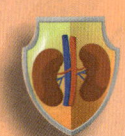 泌尿系统健康的那些事

49. 什么是干体重？

干体重指患者在体液正常、稳定状态下的体重，此种状态表明患者既无水潴留，又无脱水现象，也无任何不适。血液透析患者的理想状态就是达到干体重。一般达到干体重的表现为无浮肿、胸片显示无心影增大、无肺水肿及胸腔积液征象、血压正常（在应用药物的情况下）、患者自我感觉舒适。

干体重是会随着患者的饮食状态等发生变化的，因此测量干体重时不仅要考虑患者随四季变化所穿衣服的不同重量，还要估算饮食等对体重的影响。

一般患者2次血液透析间的体重增长应小于总体重的5%。例如，一个血液透析后60 kg的患者，下次血液透析前体重增长不应超过3 kg。

第四部分　肾病患者的生活健康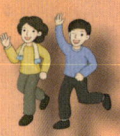

50. 血液透析怎么清除患者体内毒素？

体内毒素包括小分子毒素、中分子毒素、大分子毒素、和蛋白质结合的毒素。血液透析（单泵）能较好地清除小分子毒素，血液透析滤过（双泵）能较好地清除中分子毒素和大分子毒素，血液灌流能清除和蛋白质结合的毒素。患者在每周3次血液透析的情况下，建议每周1~2次血液透析（单泵），1~2次血液透析滤过（双泵），每月根据情况1~4次血液灌流。医生一般用Kt/V值（K代表透析器对尿素的清除率，t为单次透析时间，V为尿素在体内的分布容积。Kt反映了单次透析对尿素的清除量，Kt/V则反映了单次透析清除尿素量占患者体液中尿素总量的比例）来评估血液透析是否充分。

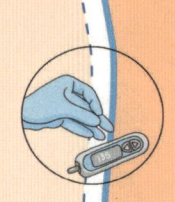

51. 血液透析能在家中进行吗？

目前我国很少有在家中进行血液透析的患者，因为血液透析需要专业的医生和护士拟订方案、协助操作，以及配套的专业设备，所以血液透析一般都是在医院进行的，通常是每周3次左右。特殊情况下允许患者更换血液透析地点，如去外地旅游的患者可提前联系好当地的透析中心，预约好血液透析时间，到达后到当地透析中心进行血液透析。

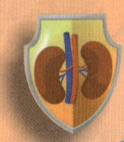
泌尿系统健康的那些事

52. 一般通过什么来判断是否需要进行血液透析?

判断是否需要进行血液透析一般不单纯看肌酐指标,还要根据患者自身状态和其他相关指标,权衡利弊后综合决定适合进行血液透析的时机。在血液透析前至少3个月一定要完成动静脉内瘘的建立以便随时能开始血液透析。可进行血液透析的指征:肾小球滤过率＜5 mL/min,合并内科处理效果不好的水肿,合并内科处理效果不好的酸中毒,合并影响生活的消化道、皮肤、血液系统表现,患者生活质量明显下降,等等。若出现以上情况要及时与医生沟通。

53. 长期血液透析患者后期可逐渐减少血液透析次数或者停止血液透析吗?

急性肾衰竭患者通过血液透析使肾功能恢复正常以后,可以考虑尝试停止血液透析。有些慢性肾病患者临时停止1次血液透析可能无特殊表现,但若经常减少血液透析次数,便会导致体内毒素蓄积,引起病情变化,出现各种并发症。慢性肾衰竭患者一般需要终身血液透析,这对排出体内毒素、维持生命有重要作用。需要注意的是,慢性肾衰竭患者不仅不能随意减少血液透析次数或停止血液透析,连每周固定的血液透析时间都不能随意减少,最低要保持每周10 h的血液透析时长。

第四部分 肾病患者的生活健康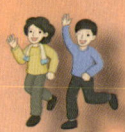

54. 长期血液透析患者还需不需要持续用药?

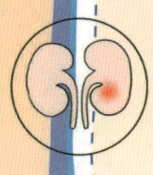

由于透析器不能完全替代肾工作,长期血液透析患者仍然需要应用药物,并定期复查相关指标,根据指标调整用药。患者应用的药物一般包括钙片和促进钙吸收的药物、降低磷的药物、治疗甲状旁腺异常的药物、适量的维生素、根据病情应用的改善铁吸收和代谢的药物、重组人红细胞生成素,以及降血压、降血糖、降尿酸、保护心脏的药物等。每种药物的剂量和应用方法一定要遵医嘱,切忌自行调整用药。

55. 血液透析患者的自我管理要点有哪些?

(1)血管通路不能被持续压迫、不能用于测量血压、不能用于抽血,不要抓挠血管通路附近的皮肤,保持其干净,并且要养成每日检查的习惯。

(2)管理饮水量和体重,避免大量喝水、喝汤,以免血液透析期间体重增长过多。每日坚持测量体重。

(3)饮食要遵守医生或营养师制订的特殊饮食方案,保证一定热量的摄入,避免摄入含大量钠、钾和磷的食物。

(4)遵照透析中心的规定按时抽血检查传染病学指标、常规抽血指标等,以及检查血管、心脏、骨骼等的指标。

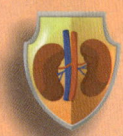
泌尿系统健康的那些事

56. 腹膜透析是怎么回事？

腹膜透析与血液透析类似，是利用人体自身的腹膜作为滤过膜滤过废物。腹膜具有面积大、毛细血管丰富的特点，腹膜透析就是将腹膜毛细血管腔内的血液与无菌透析液进行广泛的物质交换，以达到清除体内代谢废物和有毒物质，纠正水电解质平衡和酸碱平衡失调的目的。具体操作流程：在腹部插一根腹膜透析管，利用导管灌入无菌透析液在腹部循环清洗，灌入的无菌透析液充满代谢废物等后将其排出，再换入新的无菌透析液，反复操作，起到排出体内毒素的作用。

57. 腹膜透析的适用人群有哪些？

腹膜透析对患者有一定要求，一般尚具有部分肾功能的终末期肾病患者才适合做腹膜透析，且其身体要符合腹膜置管条件。腹膜透析可以在家中进行，但要求患者家中有一块相对独立的清洁空间，并且患者有一定的文化素养。患者利用空闲时间自己进行腹膜透析，可最大限度减轻治疗对自身工作和生活的影响。相对于血液透析，腹膜透析对残余肾功能有一定的保护作用，对中分子毒素、β2微球蛋白及磷的清除效果较好。

第四部分　肾病患者的生活健康

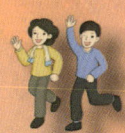

58. 腹膜透析患者日常生活中有哪些注意事项？

（1）洗澡时要注意保护透析管路；避免游泳；每次操作要遵照医护人员教授的操作方法，以免发生感染。

（2）了解自己使用的透析方案，根据血糖调整日常碳水化合物的摄入，避免发生体重快速增长和血糖异常等情况。

（3）腹部长时间保留无菌透析液可能会使肌肉力量减弱，出现疝气等问题，平时要做好力量锻炼，并及时检查身体是否有异常。

（4）腹膜透析的透析充分性依赖于腹膜的通透性，随着时间的推移，其透析充分性可能越来越差，因此要及时监测相关指标，及时调整。

（5）由于腹膜透析患者大多都有一定的残余肾功能，要避免应用损伤肾功能的药物。

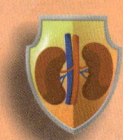

59. 结肠透析是怎么回事?

结肠透析是利用体内结肠作为滤过膜,往结肠内注入不同浓度的透析液,达到清除体内毒素和多余水分,延缓慢性肾病发展的目的。其禁忌证相对较少,在充分清除肠内毒素的同时能较好地清除血液中的中分子毒素和大分子毒素,且操作简单。

由于不能进行全段肠道的透析,相对腹膜透析或血液透析,结肠透析的疗效较差,只适合肾功能受损程度较低的轻型尿毒症患者。对于病情严重的尿毒症患者,建议选择腹膜透析或血液透析。

第四部分　肾病患者的生活健康

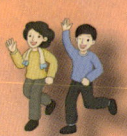

60. 肾移植是怎么回事？

一般而言，一个肾就可以支持人体正常的代谢需求，当患者的肾衰竭发展为终末期尿毒症时，将健康者的肾移植到患者身上的过程就是肾移植。肾移植是终末期尿毒症的理想治疗方法。肾移植并不是将原来的肾切除再放一颗新的肾进去（这样操作风险大、手术时间长），而是直接将健康的肾放在腹膜后的髂窝，再让肾动脉与髂内或髂外动脉吻合，肾静脉与髂外静脉吻合，输尿管经过一段膀胱浆肌层形成的短隧道与膀胱黏膜吻合，这样移植的肾就可以工作了。原来的肾是不单独做手术处理的。

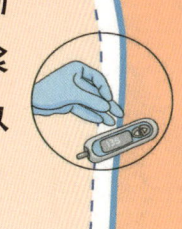

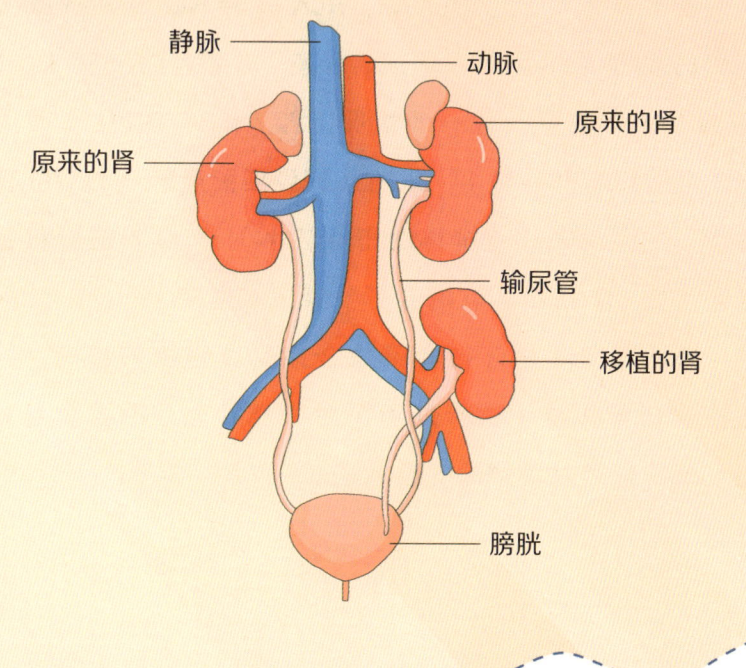

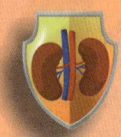
泌尿系统健康的那些事

61. 医院是根据什么来安排肾移植等待者顺序的?

在有供体的情况下，医院会根据肾移植等待者等待时间、器官捐献者亲属优先权、肾移植等待者致敏度、HLA（human leucocyte antigen，人类白细胞抗原）配型匹配度、儿童等待者优先原则等来安排肾移植等待者顺序。

等待时间更久的肾移植等待者优先；给予群体反应性抗体≥80%的高致敏肾移植等待者一定的优先权（适合这类等待者的供体少）；给予抗原无错配［指等待名单上等待者的A、B、O血型与器官捐献者的血型相同或相容，且等待者与捐献者6个HLA-A、HLA-B和HLA-DR抗原均为相同的配型（HLA分为A座、B座、C座、DR座、DQ座、DP座，HLA配型一致一般情况下指A、B、DR这3种类型的6个抗原全部一致）］或HLA配型匹配度较高的肾移植等待者一定的优先权（排异性相对较小）；＜18岁的肾移植等待者优先（年龄小，耽搁会影响其生长发育）。

若出现肾移植等待者不适合接受肾移植的情况，移植医院会让肾移植等待者处于暂时冻结状态，不再参与肾匹配，条件合适时再解除冻结状态。

第四部分　肾病患者的生活健康

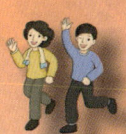

62. 肾移植术前和术后的注意事项有哪些？

术前要充分透析，有效清除患者体内过多的水分和尿毒症毒素，纠正水电解质平衡失调和酸中毒，有效减轻尿毒症症状，使机体达到最佳状态，更好地耐受肾移植和免疫抑制剂；纠正贫血和低蛋白血症，积极治疗高血压，改善心功能，消除感染等，做好随时手术准备。

术后患者要按时服药，定期复查相关指标，准确地向医生反映症状、尿量、食欲、体重等，若有异常及时联系医生；保持规律的生活方式，应用一些抗排异药物时要做好感染预防。

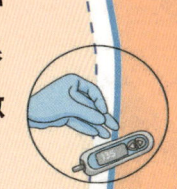

63. 什么是连续性肾脏替代治疗？

一般血液透析时间约 4 h，连续性肾脏替代治疗时间一般为连续 24 h 或接近 24 h，它的原理和机制与普通的血液透析基本相同。由于连续性肾脏替代治疗能使患者获得更好的血流动力学，透析充分性更好，对炎症的疗效更好，液体和营养支持更便利，已成为针对重症患者的较好的透析方法。其对急性肾衰竭、自身免疫病、重症胰腺炎等疾病有较好的疗效，但价格较昂贵，一般连续治疗数次甚至数十次后可根据患者情况停止或转为维持性普通血液透析。

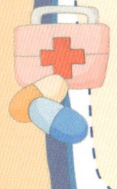

第五部分
肾结石与前列腺的相关知识

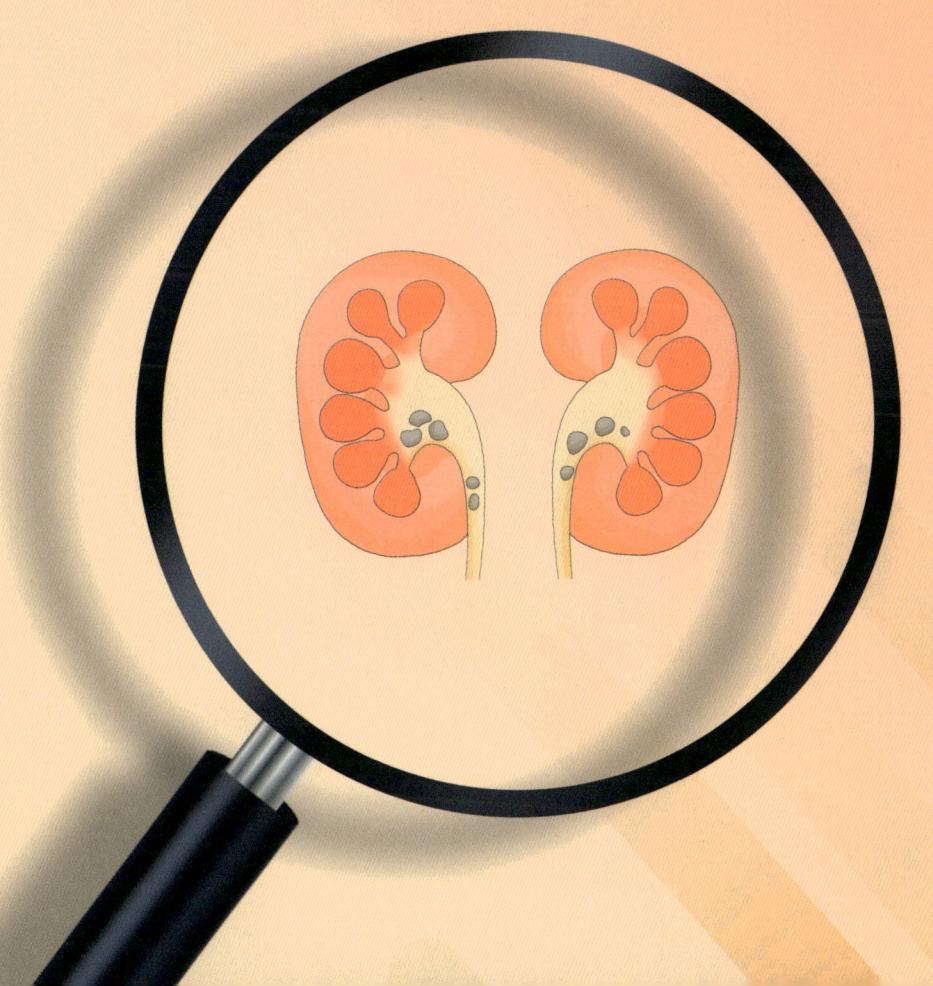

第五部分　肾结石与前列腺的相关知识

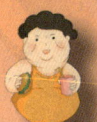

1. 什么是肾结石？

人体的血液中会有一些代谢废物（如尿酸盐、草酸盐等），就像水中混悬的颗粒，它们都要从肾滤过排出，当这些代谢废物太多或尿液太少时，滤过的时候部分物质就会停留在肾上，从而形成水垢一样的沉积。一旦形成沉积病灶，如果不及时处理，沉积病灶就会像滚雪球一样越滚越大，最后在肾里形成肉眼可见的明显结石。

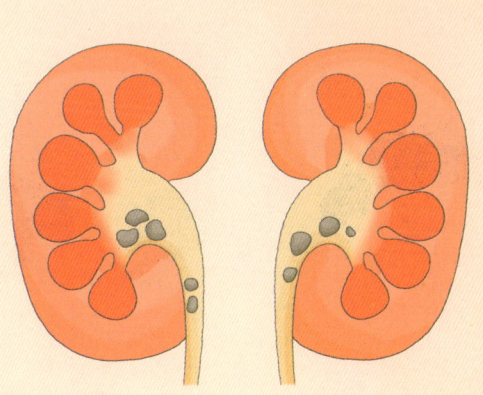

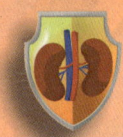

泌尿系统健康的那些事

2. 哪些人容易患肾结石？

（1）喝水少的人。人体产生尿液需要水分的支持，如果水分摄入不足，就无法产生足够的尿液稀释和排出体内多余的代谢废物，这些物质每次都会在肾里沉积，久而久之就容易形成肾结石。

（2）肥胖的人。肥胖的人产生的代谢废物要比体重适中的人产生的代谢废物多，且肥胖的人脏器负荷较大，排出代谢废物的能力弱，因此容易患肾结石。

（3）爱喝饮料的人。大多数饮料中含糖量较高，且其中的草酸钙、磷酸盐含量也较高，摄入过多容易在体内形成肾结石。

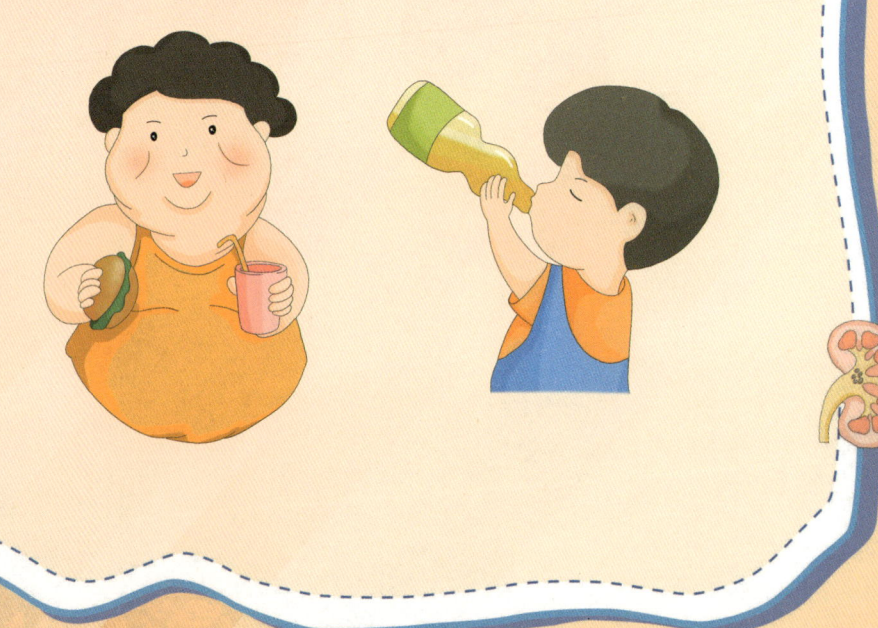

第五部分 肾结石与前列腺的相关知识

3. 肾结石有哪些临床表现？

（1）剧烈腰痛或腹痛。肾结石在肾、输尿管内移动时会引起泌尿系统堵塞，身体会用一切方法把这些异物排出体外，如果结石较大，身体使劲排也无法把它们排出来，就会引起肾平滑肌收缩、痉挛，从而引起肾绞痛（疼痛时剧烈难忍就像刀绞一样），疼痛会牵扯到腹部、大腿等处。

（2）肾积水。当肾结石移动到输尿管堵塞输尿管时，会造成尿液排出受阻，尿液在肾盂里越积越多，从而引起肾积水。

（3）血尿。结石本身就是坚硬的东西，其在移动时有可能会划破输尿管黏膜，导致黏膜破裂，从而引起血尿。

（4）尿路感染。当肾结石引起输尿管梗阻时，其局部就形成了细菌最容易繁殖的"小水库"。"小水库"形成后，输尿管内压力升高，细菌就会进入血液，严重时会引起全身感染，主要表现为腰痛、尿频、尿急、尿痛、发热等。

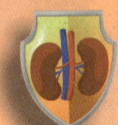

泌尿系统健康的那些事

4. 肾结石患者如何调整生活方式？

（1）保证充足的饮水量。有充足的饮水量才能保证充足的尿液，充足的尿液更能促进结石的排出；一般建议保证每日饮水量在 2000～3000 mL。

（2）调整饮食结构。尽量选择不会大量在血液中产生"混悬"物质的饮食，做到低盐、低脂、低糖饮食，少摄入高草酸食物（如菠菜、榨菜等）、高嘌呤食物（如动物内脏、豆制品等），多食用含枸橼酸的水果（如柑橘、葡萄柚等）；避免喝酒。

（3）控制体重，适当增加运动量。控制体重指数在 18.5～24 kg/m^2 之间［体重指数＝体重（kg）/ 身高的平方（m^2）］；适当增加运动量，如跳绳、跑步等，增加肾结石排出概率。

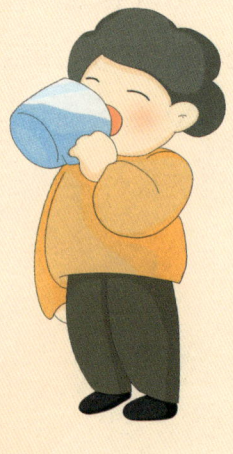

第五部分 肾结石与前列腺的相关知识

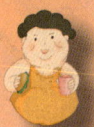

5. 肾结石患者什么情况下可选择保守治疗？

一般肾结石直径在 6 mm 以下，结石梗阻不明显，没有引起肾积水或者感染的患者可以尝试保守治疗。肾结石保守治疗并非置之不理，而是要动态观察，遵医嘱用药和调整生活方式，并及时定期复查（主要选择泌尿系彩超，及时动态了解肾结石大小、位置有无变化，以及有无肾积水等并发症）。在调整生活方式的基础上，可适当口服 α 受体阻滞剂扩张输尿管，以缓解排石过程中的疼痛，也可应用中药、针灸排石。在排石过程中若出现疼痛，可口服解痉止痛药。

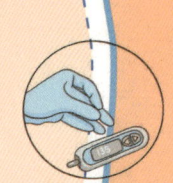

6. 肾结石可选择哪些手术治疗？

若肾结石经保守治疗后出现结石变大或结石梗阻引起肾积水加重的情况，或出现感染等并发症时，可根据结石大小、位置、肾积水情况选择合适的手术治疗。

（1）输尿管软镜碎石术：利用可弯曲的输尿管软镜，通过尿道、膀胱、输尿管逆行进入肾，采用钬激光击碎结石，同时可使用套石网取出较大碎块。

（2）经皮肾镜取石术：在背部直接穿刺扩张，建立皮肤与肾集合系统之间的通道，使特殊微创碎石、取石工具进入肾，将结石击碎后取出。

泌尿系统健康的那些事

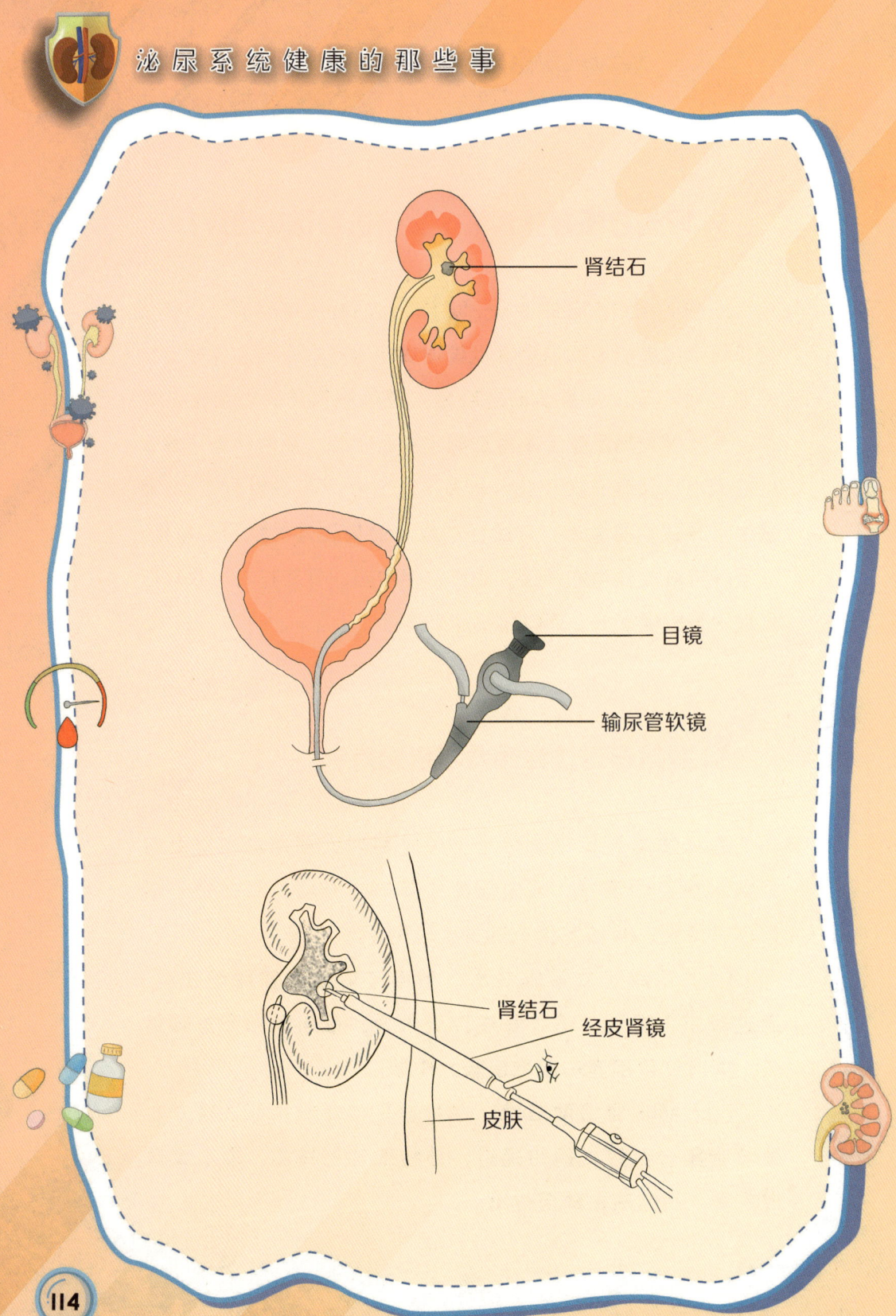

第五部分　肾结石与前列腺的相关知识

7. 什么是尿路感染？

尿路感染是由各种病原体引起的肾盂、输尿管、膀胱及尿道等部位的感染，在我国感染性疾病发病率中排名第二，仅次于排名第一的呼吸道感染。

尿路感染在症状上有急性与慢性之分，初期由于受症状、认识及检验等因素的影响，很容易被忽视。由于涉及隐私部位，不少患者羞于启齿，一直不检查，导致后期细菌感染扩散到肾甚至全身，引发严重的健康问题。

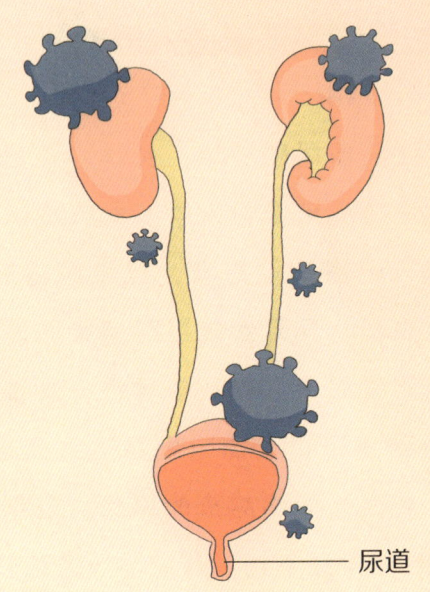

尿道

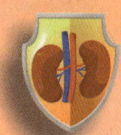

8. 尿路感染有哪些症状？

尿路感染分上尿路感染和下尿路感染，最常见的表现是尿频、尿急、尿痛。上尿路感染可能会有发热、腰痛等表现，一般提示细菌侵犯到肾和全身；下尿路感染可能有血尿及尿道口有分泌物等表现。患者无论白天和晚上都会尿意难忍，小便时膀胱区域或会阴区域有刺痛、灼热感，尿不尽、频次高，尿完一会儿又有想排尿的感觉。如果出现上述症状，要及时就医处理。

9. 尿路感染常见于哪些人群？

任何人都可能患尿路感染，女性、儿童、老人、长期卧床患者都是尿路感染常见人群。先天性泌尿系统疾病或神经系统疾病、糖尿病等患者，也是尿路感染高危人群。男女生理结构的差异导致女性尿路感染的发生率明显高于男性尿路感染的发生率。相比于男性，女性尿道短，尿道口更接近肛门和阴道口，病菌更易滋生且更易进入膀胱，这些都增加了女性患尿路感染的风险。老年男性容易出现前列腺增生，导致排尿不畅，从而增加尿路感染的发生率。

第五部分　肾结石与前列腺的相关知识

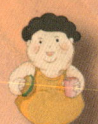

10. 尿路感染的发生原因有哪些？

尿液在健康的泌尿系统中是无菌的，而肛门附近的细菌比较多，尿道口离肛门很近，从肛门来的大肠杆菌等很容易逆行至膀胱引发尿路感染。

当机体免疫力低下时，如糖尿病患者、恶性肿瘤患者，不能较好地抵抗细菌的入侵，也易发生尿路感染。

肾结石患者会出现尿液引流不畅，致细菌滞留在尿液中大量繁殖，引发尿路感染；有些患者需要长期留置导尿管、做输尿管支架管等，也可能引发尿路感染。

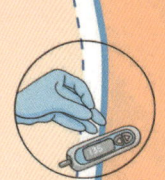

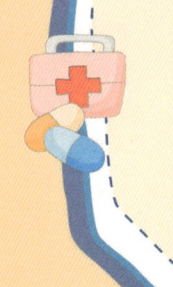

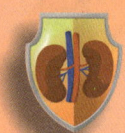

11. 尿路感染的主要治疗方法有哪些？

抗菌药物治疗是尿路感染的主要治疗方法之一。但需要注意的是，抗菌药物的选择需要遵循一定的原则，怀疑尿路感染的患者千万不要自行用药。

抗菌药物的选择方法分为经验性用药和根据药物敏感性试验结果针对性用药。一般需要根据患者尿培养结果及药物敏感性试验结果来选择药物，并且要足量、足疗程应用。但是在患者尿培养结果尚未上报前（常常需要1周左右的时间），为了帮助患者解决正面临的问题，医生往往会根据经验来选择抗菌药物。

一般治疗方法包括注意休息，多饮水，做好隐私部位的清洁，及时排尿，勤换内裤等，同时积极寻找病因，及时祛除感染诱发因素。

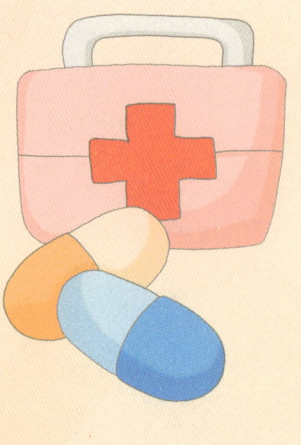

第五部分　肾结石与前列腺的相关知识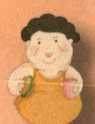

12. 前列腺增生是怎么回事？

前列腺位于膀胱的正下方，为环绕于尿道起始段的男性附属性腺。前列腺增生的主要原因是年龄增长和雄激素的刺激，多见于老年男性，50 岁以上男性中有 40%~50% 的人存在前列腺增生，而 80 岁以上的男性中前列腺增生者则占 90% 左右。前列腺增生是一种随着年龄增长而出现的正常改变，就像人长白头发一样。初期的前列腺增生并不会有明显的症状，只有增生达到一定程度才会出现一系列症状，而且并不是所有良性前列腺增生都会引起临床症状，有些人可能终身不发病。

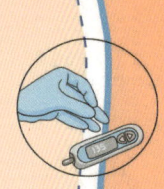

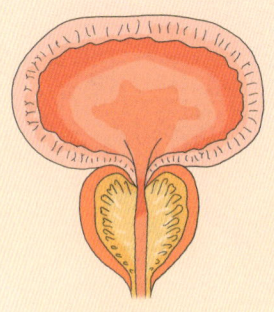

正常的前列腺

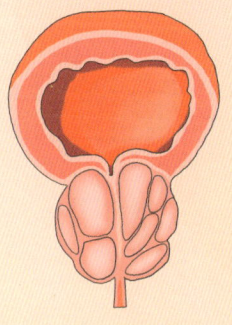

增生的前列腺

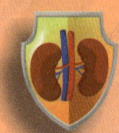泌尿系统健康的那些事

13. 前列腺增生的临床表现有哪些？

前列腺增生初期为刺激期，以尿频、尿急、尿失禁、夜尿增多等症状为主，此时排尿困难症状不明显；之后随着疾病发展，前列腺增生进入代偿期（也叫残余尿发生期），此时刺激期的症状持续或加重，同时出现排尿困难症状，如排尿踌躇（排出尿液前可能需要等待或用力）、间断排尿及尿不尽、尿后滴沥（排尿时一滴一滴地流出）等；若不加以干预任由病情进一步发展进入膀胱功能失代偿期，便会出现尿潴留现象，严重者还可能发生肾积水、肾功能不全等。

第五部分　肾结石与前列腺的相关知识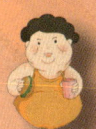

14. 前列腺增生有哪些检查方法？

（1）前列腺超声检查、残余尿量检查。该类检查可以了解前列腺的形态、大小并测量残余尿量。建议同时对肾、输尿管和膀胱进行超声检查，可以了解有无肾积水、输尿管扩张、结石或肿瘤性病变；还可以检测尿流的最大速度，判断泌尿系统梗阻情况，并对膀胱功能进行评估，判断排尿困难症状严重程度，有助于判断病因及与其他疾病区分开来。

（2）前列腺特异性抗原检查。血清前列腺特异性抗原正常范围为 0～4 ng/mL，它是用于前列腺癌筛查的特异性指标，但是血清前列腺特异性抗原升高也不代表就得了前列腺癌，要根据具体情况具体分析。

（3）直肠指检。直肠指检可以了解前列腺的大小、形态、质地、有无结节及压痛等。

（4）尿常规检查及肾功能检查等。尿常规检查可帮助判断有无尿路感染、蛋白尿等。

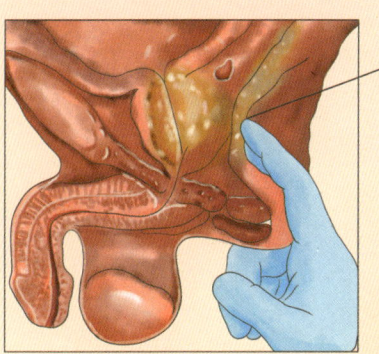

直肠指检

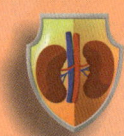

15. 什么是前列腺特异性抗原?

前列腺特异性抗原是目前公认的唯一具有器官特异性的肿瘤标志物，可用于前列腺癌的诊断等。血清前列腺特异性抗原升高一般提示前列腺存在病变（如有前列腺炎、良性增生或癌症）。血清前列腺特异性抗原是检测和早发现前列腺癌重要的指标之一。

需要尽早进行血清前列腺特异性抗原检测的人群：年龄＞50岁的男性；年龄＞45岁且有前列腺癌家族史的男性；年龄＞40岁且基线前列腺特异性抗原＞1 μg/L 的男性。建议以上人群每2年进行1次血清前列腺特异性抗原检测。

第五部分　肾结石与前列腺的相关知识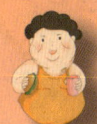

16. 如何防止前列腺增生进一步恶化？

主要注意以下几个方面：①清淡饮食，避免摄入过多辛辣刺激性食物；②防止性生活过度，否则前列腺会明显充血，加重症状；③养成规律排尿的习惯，千万不能憋尿；④经常进行户外锻炼，促进前列腺的血液循环；⑤注意保暖，防止感冒，注意休息，不要熬夜，避免疲劳，以帮助人体保持良好的免疫力；⑥避免长时间久坐，尽可能少骑自行车、摩托车等，硬的坐垫会压迫前列腺；⑦平时可以多做提肛运动，这对加强膀胱、尿道、肛门等部位的肌肉功能有一定帮助，也有助于排尿功能保持正常。

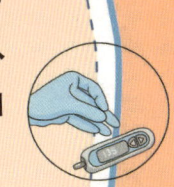

17. 前列腺增生会不会癌变？

良性前列腺增生一般不会癌变。前列腺增生和前列腺癌是发生在一个器官上的两种病变，两者发生位置不同。前列腺增生主要发生于前列腺的内侧腺体，以内侧腺体的增生、肥大为主；前列腺癌发生于前列腺的外周带，以前列腺外周带癌组织增生、增大、转移为主。长期的慢性前列腺炎症可能与前列腺癌有关系，但是目前医学界并没有直接证据证明前列腺增生或者轻度炎症会直接导致前列腺细胞的恶变。

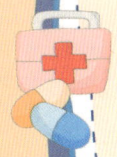

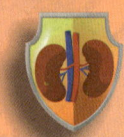

泌尿系统健康的那些事

18. 前列腺增生有哪些治疗方法？

　　轻度前列腺增生的患者建议先调整生活方式，平时密切观察相关症状是否改善，如排尿困难、夜尿增多等症状呈进行性加重或已影响工作和生活则建议开始治疗。

　　当症状比较明显并影响生活质量时，需要进行药物治疗。可以在医生指导下选择α1受体阻滞剂、5α-还原酶抑制剂等药物。需要注意的是，大多数药物都需要患者长期服用，一定不要自己随意停药。

　　已出现中重度下尿路症状，明显影响生活质量，或药物疗效不佳或不愿意长期服药的患者可选择手术治疗。此外，当出现以下并发症时也需要优先考虑手术治疗，如反复尿潴留、尿路感染或膀胱结石、继发性肾积水、肾功能不全，合并膀胱大憩室、腹股沟疝、严重痔疮等。手术治疗包括经尿道前列腺电切术、经尿道前列腺剜除术、机器人辅助腹腔镜下根治性前列腺切除术。

第五部分　肾结石与前列腺的相关知识

19. 前列腺增生会影响肾吗？

若前列腺增生症状长期存在，不予积极处理，会引起慢性尿潴留，当膀胱内尿液潴留达到一定量、压力超过一定值时就会出现尿液反流，即膀胱内的尿液通过输尿管反流至肾，从而出现不同程度的肾积水，最后直接影响肾功能。这种情况需要立刻给予留置导尿管或者进行前列腺的手术治疗，经过充分引流后肾积水可逐渐消失，肾功能也可逐渐恢复正常。

20. 前列腺增生能完全预防或者根治吗？

目前没有方法能够完全预防前列腺增生，但做到本书前述预防内容有助于部分预防或推迟它的发生，而且预防得越早，效果越好。

前列腺增生就像高血压、糖尿病一样，属于慢性疾病，并不能根治，大多数患者都需要长期服用药物，擅自停药可能导致症状加重或疾病复发。另外，不建议患者自行使用前列腺保健仪、按摩仪等来治疗前列腺增生。

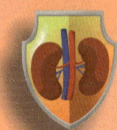
泌尿系统健康的那些事

21. 急性尿潴留的急救措施有哪些？

前列腺增生、膀胱结石、尿道结石等患者可能发生急性尿潴留，表现为小腹憋胀、尿意急，但不能排出尿液，痛苦异常。患者可采用以下急救措施及时处理，并立即前往医院：用水壶或杯子在一定高度向地上盛水的盆中慢慢倒水，也可打开水龙头，患者听到流水声可诱发排尿；轻轻按摩肚子或用热毛巾外敷肚子；温水坐浴。